医药高等职业教育新形态教材

基层卫生适宜技术

（供临床医学、护理、助产专业用）

主　审　吴　芹

主　编　常　丽

副主编　许　兰　芮小燕

编　者　（以姓氏笔画为序）

许　兰（江苏医药职业学院）

芮小燕（溧阳市人民医院）

郑亚平（溧阳市人民医院）

袁野玲（南通市第一人民医院）

钱晓娟（江苏医药职业学院）

常　丽（江苏医药职业学院）

董闪闪（上海德济医院）

中国健康传媒集团
中国医药科技出版社

内 容 提 要

本教材为“医药高等职业教育新形态教材”之一，系根据临床医学实践技能课程教学大纲的基本要求，结合基层医疗工作的岗位要求以及执业助理医师考试大纲编写而成。本教材内容主要有三篇：开篇为认知篇，涵盖全科医学实训室管理规范以及医学人文素养；中篇为践行篇，主要介绍基层全科医生的基本操作技能；终篇为提升篇，包含九个临床情景及相应的操作要求和评分标准。本教材为书网融合教材，配有PPT、微课、动画、习题等数字化教学资源。

本教材主要供高职高专院校临床医学、护理、助产专业教学使用，也可作为自学本课程及执业助理医师考试的参考用书。

图书在版编目（CIP）数据

基层卫生适宜技术/常丽主编. —北京：中国医药科技出版社，2022.12
医药高等职业教育新形态教材
ISBN 978-7-5214-3282-4

Ⅰ.①基… Ⅱ.①常… Ⅲ.①卫生工作-高等职业教育-教材 Ⅳ.①R1

中国版本图书馆CIP数据核字(2022)第125982号

美术编辑 陈君杞
版式设计 友全图文

出版 **中国健康传媒集团** | 中国医药科技出版社
地址 北京市海淀区文慧园北路甲22号
邮编 100082
电话 发行：010-62227427 邮购：010-62236938
网址 www.cmstp.com
规格 787 × 1092mm $^{1}/_{16}$
印张 9 $^{1}/_{2}$
字数 195千字
版次 2022年12月第1版
印次 2022年12月第1次印刷
印刷 北京紫瑞利印刷有限公司
经销 全国各地新华书店
书号 ISBN 978-7-5214-3282-4
定价 49.00元

医药高等职业教育新形态教材

建设指导委员会

医药高等职业教育新形态教材

评审委员会

前　言

随着我国医疗卫生事业的发展，基层医疗卫生事业需要更多的技术技能型人才，高职临床教育作为培养基层医疗卫生技术技能型人才的主要途径，在我国医疗卫生技术技能型人才输出中占据十分重要的地位。高等职业层次医学教材作为医学职业教育开展的基础，是教师教学与学生成才的支撑，作为“三教”中的重要一环，对于加强高职医学教材改革和医学人才的培养具有重要意义。

本教材应用新型活页式这一新兴的教材开发模式，更加符合高职医学教育更新快、实践要求高的需求，能够更好地适应高职层次医学教育理论与实践一体化的课程模式。本教材内容主要有三篇：开篇为认知篇，包含2个项目6个任务，主要介绍全科医学实训室管理要求以及医学生誓言、医学先行者的事迹，旨在提升医学生的医学人文素养；中篇为践行篇，包含12个项目34个任务，主要介绍基层全科医生的基本操作技能，旨在提高医学生的实践能力；终篇为提升篇，包含9个临床情景，配有相应的操作要求和评分标准，旨在强化医学生的临床实践能力。其中，践行篇除介绍基本的实践技能外，还设有“导学情景”“知识链接”“拓展训练”“知识拓展”，有利于促进知识融合，并实现医学生的素质教育。本教材为书网融合教材，配有PPT、微课、动画、习题等，使教学资源更加多样化、立体化。

本教材的特色在于“依据学生就业岗位、以工作任务为驱动、基于工作过程”，依托信息技术，使其与高职临床教育相适应，与基层医疗卫生岗位需求相匹配，与执业助理医师考试大纲相吻合，对于训练医学生的临床思维能力、培养临床技能起十分重要的作用，同时重视医学生职业素养的培养。本教材主要供高职高专院校临床医学、护理、助产专业教学使用，也可作为自学本课程及执业助理医师考试的参考用书。

由于临床技术发展较快，活页式教材也是新事物，教材中存在疏漏和不足之处，敬请读者不吝赐教，批评指正。

编　者

2022年4月

目 录

开篇——认知篇

中篇——践行篇

终篇——提升篇

开篇——认知篇

项目一　全科医学实训室管理规范

任务一　总　则

全科医学实训室是《基层卫生适宜技术》实践教学的主要场所，为了合理使用实训室资源，充分、高效地发挥实训室的作用，进一步做好实训管理工作，更好地服务于教育教学，特制定本规范。

1.实训室全体成员必须严格按照老师的要求，遵守实训室各项规章制度。

2.实训室一切事务必须严格按照老师的统一要求和安排进行。

3.实训室日常管理按照“集体协商，分工负责”的原则进行。

4.实训室日常管理实行分工负责制。各负责人必须按照老师和规章制度要求做好自己分管的工作，并配合好其他负责人的工作。

任务二　实训室规范化管理要求

1.进入实训室的时间为课前十分钟，其他时间未经允许不得随意出入。

2.禁止在实训室内大声喧哗及打闹；严禁穿着奇装异服、拖鞋等进入实训室；禁止在实训室内吸烟、随地吐痰；禁止在教学仪器设备、墙壁上乱写乱画。

3.禁止在实训室内玩电脑游戏、听音乐、上网聊天、登录与课堂教学无关的网站。

4.严禁未经指导教师及实训室管理人员允许，随意开启电源、教学仪器设备及空调开关，严禁在实训室内私自使用电源。

5.实训前，学生必须认真预习实训指导书规定的有关内容。

6.实训时，学生必须听从指导教师的指导，严肃认真，正确操作，认真完成实训报告或实训作业，并交指导教师审阅。

7.实训中设备发生故障或损坏时，应及时报告指导教师处理。凡违反操作规程或擅自使用其他设备，导致设备损坏者，应主动说明原因、写出书面检查，并按有关规定赔偿。

8.严禁在实训室内饮食。

9.实训过程中因违反操作规范造成设备损坏者，酌情处理。

10.实训结束后，整理床单元，相关物品摆放整齐。

任务三　实训室安全管理制度

1.实训室建立安全卫生管理责任制，安全责任落实到人。实训室管理员具体负责本实训室的安全管理工作，切实做好防火、防盗、防破坏工作。

2.实训室应保持良好的通风状况，以保证良好的实训环境。

3.实训室要加强安全用电管理，定期检修用电仪器设备、设施及线路，消除事故隐患，确保教师与学生的人身安全。

4.实训室应配备一定数量的消防器材，并定期请有关部门检修，保证器材完好。

5.实训室钥匙由专人保管，严格管理，不得将无关人员带入实训室，更不准配置或借给他人使用。

6.严禁在实训室内吸烟、擅自使用电炉、乱拉乱接电线和堆放杂物。每天实训结束后，必须清理好现场，打扫卫生，关好水源、电源及门窗。

7.定期对实训人员进行安全技术教育，组织安全工作检查，发现问题及时采取相应措施予以消除。

8.实训室出现意外事故时，要沉着冷静，采取紧急措施（切断电源、灭火等），并保护现场，及时向保卫处报告。对违章操作、玩忽职守，造成火灾、被盗、人身重大损伤等事故者，要按有关规定严肃处理。

任务四　实训室设备耗材管理制度

1.实训室内仪器设备统一建账，做到账、物、标签相符。

2.实训室管理员具体负责本实训室仪器设备的管理和维护工作。

3.未经允许一律不得拆卸或改装实训室的仪器设备。

4.如果发生仪器设备被窃、损坏、遗失等事故，查清责任，对责任人进行严肃处理，并根据规定要求责任人赔偿。

5.易耗品是使用后就消耗掉而且不能复原的物资材料，能够独立使用但耐用期不足一年的仪器或器械。

6.建立易耗品明细账，并由专人具体负责管理工作，严格履行验收、入库、记账、领用、出库程序。

7.易耗品必须根据工作需要购买，避免浪费。

8.使用易耗品时，必须经指导老师同意后方可使用。

项目二　医学人文素养

任务一　医学生誓言

健康所系，性命相托。

当我步入神圣医学学府的时刻，谨庄严宣誓：

我志愿献身医学，热爱祖国，忠于人民，恪守医德，尊师守纪，刻苦钻研，孜孜不倦，精益求精，全面发展。

我决心竭尽全力除人类之病痛，助健康之完美，维护医术的圣洁和荣誉，救死扶伤，不辞艰辛，执着追求，为祖国医药卫生事业的发展和人类身心健康奋斗终生。

Health entrusted. Lives confided.

On my admission to the Practice of Medicine，I swear to fulfill，to the best of my ability and judgment，this oath：

I will dedicate myself to medicine with love for my motherland and loyalty to the people.

I will scrupulously practice my profession with conscience and dignity.

I will discipline myself and give my teachers the respect and gratitude that is their due.

I will strive diligently for continued excellence and my full development.

I will do my utmost to alleviate human suffering and promote human health，safeguarding the sanctity and honor of medicine.

I will heal the wounded and rescue the dying regardless of the trials and tribulations.

As long as my life endures，may I commit myself to advance the nation's medical science and research as well as the well-being of the entire human race.

任务二　追寻医学先行者的足迹

“万婴之母”——林巧稚

林巧稚，1901年12月23日出生于福建厦门，中国妇科、产科医生和医学科学家，北京协和医院第一位中国籍妇产科主任，中国科学院首批学部委员（相当于今天的院士）中唯一的女性。

林巧稚终身未嫁，但她却有最赤诚的爱。她没有子女，却是最伟大的母亲。她一生亲自接生了5万多名婴儿，被称为“万婴之母”。

五岁时，林巧稚的母亲不幸患宫颈癌。眼见身患宫颈癌的母亲，因无法医治，在无奈中死去，使得当时还是个孩子的林巧稚在失去亲人的痛苦中第一次立下了学医的宏愿。

1919年，林巧稚毕业于厦门女子师范学院并留校任教。但她并不满足于此，她希望能够进一步深造，并想成为一名医生。正在这时，她从朋友那里得知了北京一所外国人开办的医学院将在全国招收25名学生的消息，于是她决定前往应试。

1921年，林巧稚赴上海参加北京协和医学院入学考试。最后一场是英语，一位女生突然中暑晕倒，林巧稚忙放下试卷，上前急救，结果最有把握的英语没有考完。原以为会落榜，一个月后她却收到了医学院的录取通知书。原来，她在应对突发状况时展现出的英语交流能力、舍己为人的精神和镇定自若的素质，再加上她在考试中完成的题目全部获得了高分，这些都引起了校方注意，最终她被破格录取。

毕业时，以超人毅力完成学业的林巧稚独占鳌头，并获得了学校授予的最高荣誉——文海奖学金。

毕业后，林巧稚成为留院执医的第一位中国女医生。当时，协和医院几乎每一个科室的负责人都向林巧稚抛出了橄榄枝。可她，却选择了当时尚在起步阶段，被人们认为“没有什么前途”的妇产科。

在当时，婴儿的死亡率高达16%，产妇的死亡率也有1.5%。林巧稚不忍心产妇们继续在接生婆们不够科学的助产方式下挣扎，为了向“妇女不能持刀”的陈腐观念挑战，为了那些苦难中的中国妇女，也为了在无奈中死去的母亲，她选择了当时被许多人所鄙夷的妇产科。

1929年7月1日，林巧稚正式成为协和医院妇产科的住院医生，开启了自己50多年的医生生涯。半年后，她被破格提升为协和医院住院总医生。在职称评定制度森严的协和，这是一般人要走5年的路才能达到的，而她却半年就走完了。

中华人民共和国成立后，已年过半百的林巧稚怀着无比激动的心情，投身于祖国医疗事业建设。她积极贯彻“预防为主”的方针，负责组织了大规模宫颈癌的普查和防治；由她指导、宋鸿钊教授研究的《绒毛膜上皮癌和葡萄胎的诊断处理》这一课题，达到了世界先进水平。她攻克了新生儿溶血病，大大提高了新生儿的存活率。

她非常注重临床实践，在国内外已经享有盛名之后，仍不脱离临床第一线。20世纪50年代，林巧稚在全国率先开展了大规模的妇女宫颈涂片检查，这种检查方式一直沿用至今。

虽然林巧稚终身未婚，也没有孩子，但经她接生的许多小生命的出生证上，常签上温暖的文字“林巧稚的孩子”，恰如“万婴之母”这一亲切的称呼所言。

1983年4月22日，林巧稚病逝于北京，享年82岁。在为其举行的追悼会上，其遗像两旁悬挂着两幅4.5米高的挽联，上联曰：创妇产事业，拓道、奠基、宏图、奋斗，奉献九窍丹心，春蚕丝吐尽，静悄悄长眠去；下联曰：谋母儿健康，救死、扶伤、党业、民生，笑染千万白发，蜡炬泪成灰，光熠熠照人间。这60个字可谓其60余年奉献人生的概括。

共和国勋章获得者——钟南山

钟南山院士，福建厦门人，1936年10月20日出生于江苏南京，中国工程院院士，教授，博士生导师，著名呼吸内科专家。1960年毕业于北京医学院医疗系，1979—1981年公派英国进修。1984年被授予首批国家级有突出贡献专家称号。1985年后受聘为世界卫生组织（WHO）医学顾问、国际胸科协会特别会员、亚太地区执委会理事。1996年5月当选为中国工程院院士，1998年起任医药卫生工程学部副主任。

钟南山院士长期从事呼吸系统疾病的临床、教学和基础研究工作，是十余年来推动我国呼吸系统疾病研究水平走向国际前沿的学术带头人。通过创制的“简易气道反应性测定法”及流行病学调查，他首次证实并完善了“隐藏型哮喘”的概念，该观点为WHO撰写的《哮喘全球防治战略》所采用。通过对我国慢性咳嗽病因谱进行系统的分析，他阐明了胃食管反流性咳嗽的气道神经炎症机制。他创制的“运动膈肌功能测定法”首次证实，即使是早中期慢性阻塞性肺病（chronic obstructive pulmonary diseases，COPD）患者，也有60%存在蛋白–能量营养不良，并制定了补充其基础耗能的校正公式。迄今为止，他主持完成了国家“973项目”（首席科学家）、“863计划”“十五”科技攻关、国际合作等十余项重大科研项目；在国内权威杂志上发表论文200多篇；在国外学术期刊上发表SCI论文50余篇，被引用次数达438次。

作为我国知识分子的优秀代表，钟南山院士坚定地站在维护公共利益的立场上，以一个知识分子应有的良知和胆识，坚持真理，敢于质疑，敢于追问，发出不同的声音，提出不同的判断。在SARS疫情初期，他坚持实事求是的精神，以非凡的勇气质疑权威机构发布的不实消息，维护了科学的尊严，赢得了国人的敬重。在抗击SARS疫情的过程中，钟南山院士带领团队率先投入战斗，主动要求收治危重SARS患者，积极倡导国际大协作，组织广东省SARS防治研究，创建“合理使用皮质激素，合理使用无创通气，合理治疗并发症”的方法来治疗危重SARS患者，获得了96.2%的国际最高存活率。新冠疫情肆虐时，钟南山院士再度挂帅，已是84岁高龄的他带领着团队开启了抗疫的征途。

2020年8月11日，钟南山被授予“共和国勋章”。

诺贝尔奖获得者——屠呦呦

屠呦呦，1930年12月30日出生于浙江宁波，药学家，中国中医科学院终身研究员兼首席研究员，中药研究所青蒿素研究中心主任，2015年诺贝尔生理学或医学奖获得者，先后荣获拉斯克临床医学奖，哈佛大学医学院华伦·阿尔波特奖。

数十年从事中药研究，她和她的研究团队创新研制出新型抗疟药——青蒿素和双氢青蒿素，曾受全国科学大会表彰，“抗疟新药青蒿素”获国家发明奖二等奖。因为发现青蒿素，她领导的课题组挽救了全球数百万人的生命。

1969年1月底，39岁的研究实习员屠呦呦忽然接到一项秘密任务：以课题组组长身份，研发抗疟疾的中草药。

疟疾是一种由疟原虫侵入人体后引发的恶性疾病，患者高烧不退、浑身发抖，重者几天内死亡。1967年5月23日，国家科委和解放军总后勤部在北京召开“疟疾防治药物研究工作协作会议”，代号为“523”项目的大规模药物筛选、研究在全国7个省市展开。1969年1月21日，卫生部中医研究院（中国中医科学院前身）受命加入“523”项目。

阅读中医典籍、查阅群众献方、请教老中医专家，起初，屠呦呦用3个月的时间，收集了2000多个方药，编辑成《疟疾单秘验方集》，送交“523”办公室。此后至1971年9月初，屠呦呦和同事用包括青蒿在内的100多种中药的水煎煮提取物和200余个乙醇提取物样品进行了实验，但结果总令人沮丧：对疟原虫的抑制率最高只有40%左右。

重新埋下头去，看医书！终于有一天，东晋葛洪的《肘后备急方》“青蒿一握，以水二升渍，绞取汁，尽服之”给了屠呦呦灵感：温度是关键！屠呦呦重新设计了提取方案，夜以继日地进行实验，终于发现：青蒿乙醚提取物去掉其酸性部分，剩下的中性部分抗疟效果最好！

1971年10月4日，实验证实，191号青蒿乙醚中性提取物对鼠疟原虫的抑制率达到100%！

进行临床试验，需要大量的青蒿乙醚提取物。课题组用7口老百姓用的水缸作为常规提取容器，里面装满乙醚，把青蒿浸泡在里面提取试验样品。

在临床前试验阶段，个别动物的病理切片中发现了疑似毒副作用，只有进行后续动物实验、确保安全后才能上临床。为了不错过当年的临床观察季节，屠呦呦提交了志愿试药报告：“我是组长，我有责任第一个试药！”

1972年7月，屠呦呦等3名科研人员成为首批人体试验的志愿者，幸而未发现该提取物对人体有明显的毒副作用。经过多年的反复试验和临床试用，1977年，经卫生部同意，课题组以“青蒿素结构研究协作组”的名义，在《科学通报》上发表论文，首次向全球报告了青蒿素这一重大原创成果。1986年10月，青蒿素获得卫生部颁发的新药证书。

不仅于此，1973年9月，屠呦呦课题组还首次发现了疗效更好的青蒿素衍生物——双氢青蒿素。1992年，青蒿素类新药——双氢青蒿素片获得新药证书，并转让投产。

2000年以来，WHO把青蒿素类药物作为首选抗疟药物，在全球推广。WHO《疟疾实况报道》显示，2000—2015年，全球各年龄组危险人群的疟疾死亡率下降了60%，5岁以下儿童的死亡率下降了65%。

近几年，屠呦呦两度实现了中国本土科学家在国际奖项上“零的突破”：2011年的拉斯克临床医学奖和2015年的诺贝尔生理学或医学奖。但她公开表示，中医中药走向世界，荣誉属于科研团队中的每一个人，属于中国科学家群体。

“最美医生”——周南

周南，1982年12月出生于浙江宁波，高考时以优异的成绩考入北京协和医学院。

2007年，周南去西藏旅行。在西藏阿里地区南部的普兰县科迦村，她遇到一位患有肺炎的大爷，生命垂危，却不知该怎么用药。当地缺医少药的情形深深刺痛了周南。

2009年春天，周南从北京协和医学院博士毕业。她做出了人生中第一个抉择，放弃在北京协和医院呼吸科的工作机会，到西藏当一名医生。同年9月，27岁的周南坐上了去往拉萨的火车，成了西藏自治区人民医院的一名医生。

西藏自然环境恶劣，周南工作的西藏自治区人民医院海拔在3600米以上，空气含氧量仅为海平面的60%左右。顶着严重的高原反应，周南坚持每天都去病房查房。

藏区的风湿免疫类患者非常多，但整个西藏却没有风湿免疫科，有些患者患上这种病后，如没有条件转到内地治疗，就只能放弃治疗。看到这种情况，周南很痛心。

2013年4月，一位名叫卓玛的女孩被确诊为白血病，但当时西藏并不具备治疗这种病的医疗条件，相关科室更是一片空白。即使周南做出了准确判断，却仍没有留住卓玛的生命。卓玛的离世，更坚定了周南的决心：要在西藏成立第一个风湿血液科（包括风湿免疫类疾病和血液类疾病的治疗），决不让悲剧重演。

周南的想法得到了她的老师，北京协和医院风湿免疫科教授张奉春的认可。张奉春捐赠了价值100万元的免疫分析仪、荧光显微镜等仪器和试剂仪器设备，帮助周南建立了实验室。2014年，一个设施完备、诊疗技术齐全的风湿免疫血液科在西藏建成，填补了西藏在风湿免疫病治疗方面的空白。风湿免疫血液科成立后，创下了很多西藏第一例成功诊治的病例：狼疮脑病、肺泡出血、血栓性血小板减少性紫癜、噬血细胞综合征等。

凭着一腔热爱，周南在西藏一待就是9年。她的身影遍布那曲、当雄、山南等偏远地区，从死神手里救回了许多狼疮脑病、血管炎危重症患者的生命。9年间，周南和她的团队共接诊患者六万多人次。她还利用周末，走遍方圆四百平方公里，为牧民免费送医送药，让罹患重病的高原百姓看到了生的希望。然而，就在2019年8月2日，周南因所乘坐的车辆发生意外事故，生命永远定格在了37岁。

中篇——践行篇

项目一　注射法

注射法是将一定量的无菌药液或生物制剂通过不同的途径注入体内的给药方法。此法药物吸收快，血药浓度升高迅速，吸收的量也较准确，适用于需要药物迅速发生作用或因各种原因不能经口服用药的患者。常用的方法有皮内注射、皮下注射、肌内注射及静脉注射。

一、注射原则

1.严格执行查对制度　①认真执行“三查七对”，确保给药准确无误。②仔细检查药液质量，如发现药液变色、沉淀、混浊、失效或安瓿有裂痕等现象，则不可使用。③同时注射几种药物，应注意查对药物有无配伍禁忌。

2.严格遵守无菌操作原则　①注射场所环境整洁，符合无菌操作要求。②注射前操作者应洗手、戴口罩，衣帽整洁，注射后再次洗手。③注射器内面、活塞轴、乳头及针头的针梗与针尖均应保持无菌。④注射部位皮肤按要求严格消毒，并保持无菌。常规用棉签蘸取碘伏以注射点为中心向外螺旋式消毒2遍，直径在5cm以上。

3.严格执行消毒隔离制度　①注射时做到一人一套，包括注射器、针头、止血带、棉垫。②所有用过的物品必须先消毒后处理，一次性物品按规定处理（针头按损伤性废弃物处理，取下后放锐器盒中盖严，集中焚烧；注射器空筒与活塞分离，毁形后集中装在医用垃圾袋中，按感染性废弃物处理）。

4.选择合适的注射器和针头　根据药液的量、黏稠度、刺激性的强弱和注射部位，选择合适的注射器和针头。注射器应完整无裂缝、不漏气；针头应锐利、无钩、无弯曲；注射器与针头应衔接紧密；一次性注射器的包装密封且在有效期内。

5.选择合适的注射部位　①注射部位应避开神经和血管（静脉注射除外）。②不可在炎症、化脓感染、硬结、瘢痕及皮肤病处进针。③长期注射者应经常更换注射部位。

6.药液应现用现配　药液应在规定时间内临时抽取，以防药物效价降低或被污染。

7.排尽空气防止意外　注射前应排尽注射器内的空气，以防空气进入血管形成栓塞；排气时应防止浪费药液。

8.掌握合适的进针角度和深度　根据注射法的不同，掌握正确的进针角度和深度，防止针梗全部刺入注射部位。

9.注射前检查回血　进针后注射前检查有无回血。静脉注射必须见到回血方可推注药液。皮下注射及肌内注射无回血方可注药，若有回血，应拔出针头重新进针。

10.掌握无痛注射技术　①分散患者注意力，解除患者心理顾虑。②取合适体位，使肌肉松弛。③做到“两快一慢”，即进针和拔针要快、推药要慢。④注射刺激性强的药液应选择细长针梗、深部注射；同时注射多种药物时，应先注射无刺激性或刺激性弱的药液，后注入刺激性强的药液，同时注意配伍禁忌。

二、注射前准备

（一）用物准备

1.注射盘　注射盘内放碘伏、棉签、弯盘、砂轮、开瓶器，静脉注射时加止血带、海绵小垫。

2.注射器及针头　按照注射原则选择合适的注射器和针头。注射器由空筒和活塞两部分组成。空筒前端为乳头，空筒表面有刻度；活塞后部为活塞轴、活塞柄。针头由针尖、针梗、针栓组成。注射器的乳头、空筒内壁、活塞及针头的针尖、针梗、针栓应保持无菌（图1–1）。

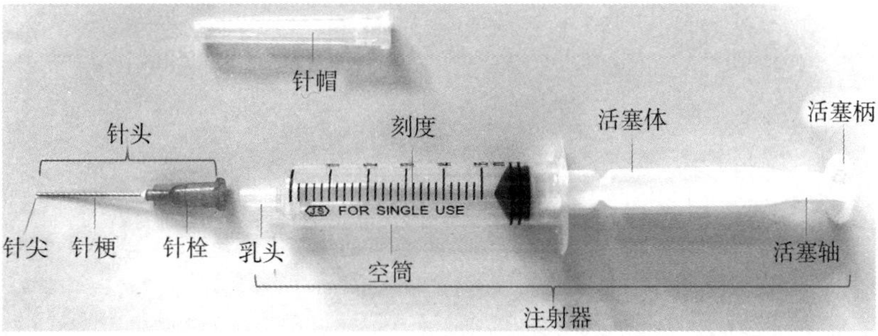

图 1–1　注射器结构图

3.药物　根据医嘱准备药物，常用的注射药剂型有溶液、油剂、混悬液、结晶、粉剂等。

（二）药液抽吸法

查对药液，操作者洗手，戴口罩，根据医嘱查对药液。

1.自安瓿（包括小安瓿和大安瓿）内抽吸药液的方法

（1）将安瓿尖端药液弹至体部。

（2）在安瓿颈部划一锯痕（若安瓿颈部上方有蓝点标记，则为易折安瓿，不需砂轮划痕），消毒后折断安瓿。也可使用专门的安瓿开启器，以免折断安瓿时受伤。

（3）持注射器，使针头斜面向下置于安瓿内的液面下，针栓不可进入安瓿，抽动活塞，进行吸药，吸药时不得用手握住活塞，以免药液污染。

（4）抽吸完毕，将针头垂直向上，轻拉活塞，使针头内药液进入注射器内，并将注射器乳头置于最高处，使气泡聚集于乳头根部，稍推活塞，排尽空气。

（5）排气后，用安瓿或针头套套住针头，再次查对后备用。

2.自密封瓶内抽吸药液的方法

（1）除去密封瓶铝盖中心部分，常规消毒瓶塞，待干。

（2）注射器内抽吸与所需药液等量的空气，并注入瓶内，以增加瓶内压力，利于吸药。

（3）倒转药瓶及注射器，使针尖斜面在液面下，抽吸药液至所需量，以食指固定针栓，拔出针头。

（4）排尽注射器内的空气，再次查对后备用。

3.抽吸结晶、粉剂的方法 先用无菌生理盐水或注射用水或其他专用溶媒将药物充分溶解，然后再吸取。

4.吸取混悬液 先摇匀再吸取，并用稍粗针头抽取药液。

5.吸取油剂药物 稍加温或用双手对搓药瓶，然后用较粗针头抽取药液。

任务一　皮内注射 微课1

PPT

导学情景

情景描述：患者，男性，67岁，因肺炎球菌性肺炎住院。查体：T 39℃，P 92次/分，R 24次/分，神志清楚，面色潮红，口角疱疹，痰液黏稠，不易咳出，情绪烦躁，生活不能自理。医生嘱咐给予抗生素静脉输液。输液前，请为患者做青霉素皮试试验。

学前导语：青霉素皮试属于皮内注射。药物过敏试验注射前，选择75%乙醇进行消毒（乙醇过敏者可不用），并避开皮肤破溃、感染等处。注射时针尖斜面向上，与皮肤成5°角刺入皮内，待针头斜面全部进入皮内后，放平注射器，注入药液。

皮内注射（intradermal injection，ID）是指将少量药液注入表皮与真皮之间的方法。用于药物过敏试验、预防接种、局部麻醉的先驱步骤。

一、评估

1.患者的年龄、病情、用药史、过敏史等一般情况。

2.注射部位：根据皮内注射的目的选择部位。①药物过敏试验：选择前臂掌侧下段，因该处皮肤较薄，易于进针，且肤色较淡，易于辨别皮试结果。②预防接种：常选择上臂三角肌下缘。③局部麻醉：选在实施局部麻醉处。

3.皮肤情况：局部有无炎症、化脓感染、硬结、瘢痕及皮肤病等。

4.患者对注射的认知、心理反应和合作程度。

二、准备

1.操作者准备　衣帽整洁，洗手，戴口罩。

2.患者准备　理解注射的目的，准备好相应体位。

3.用物准备　除注射常规用物（选择1ml注射器）外，如进行药物过敏试验，应另备一支0.1%盐酸肾上腺素和一副2ml注射器（若遇过敏现象，以便及时给药）。

4.环境准备　安静、清洁，温度适宜，光线充足。

三、实施

皮内注射

具体实施步骤见表1–1和图1–2。

表1–1　皮内注射（过敏试验）

操作流程	操作步骤	注意事项
核对解释	携备好的用物至患者床旁，核对床号、姓名，向患者说明注射目的	减轻患者的焦虑，取得理解并使之能配合
定位消毒	选择注射部位，用75%乙醇消毒皮肤，待干	忌用碘类消毒剂，以防影响局部反应的观察
抽吸药液	查对药液，检查注射器、针头，吸药并排尽空气	严格执行查对制度
进针注药	左手绷紧注射部位皮肤，右手持注射器，针尖斜面向上，与皮肤成5°角刺入皮内，待针头斜面全部进入皮内后，放平注射器，缓慢推药，注入药液0.1ml，使局部隆起呈半球状皮丘，皮肤发白并显露毛孔	①进针角度过大易注入皮下 ②针头斜面必须全部进入皮内，以免药液漏出
拔针整理	拔出针头，再次查对，嘱其切勿按揉注射部位，勿离开病室，如有不适，立即告知操作者。清理用物	嘱患者切勿按揉注射部位，勿离开病室，如有不适，立即告知操作者
观察记录	20分钟后观察局部反应	

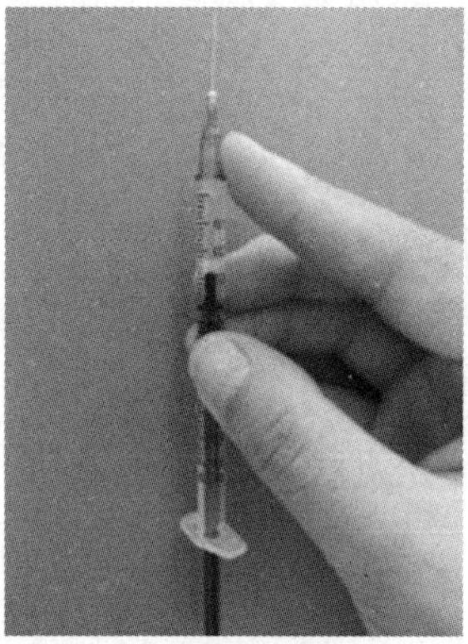

（a）持针手势

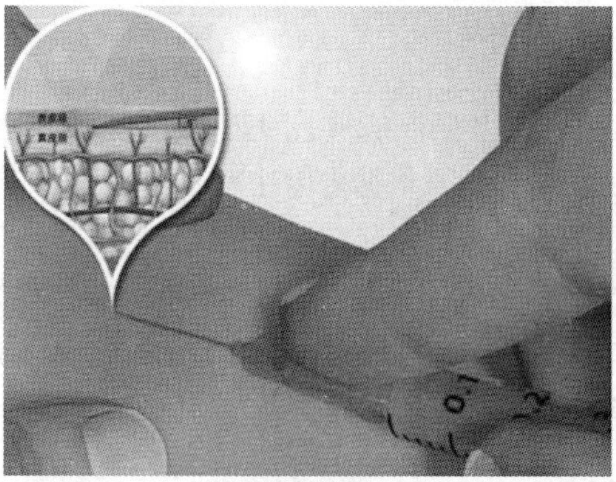

（b）进针角度

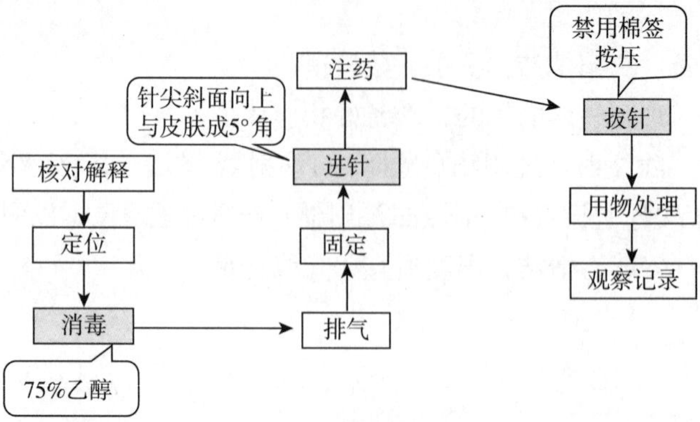

（c）操作简图

图1–2　皮内注射

四、评价

1.严格执行注射原则。

2.注射部位定位正确，注射剂量准确。

3.沟通有效，患者了解操作目的，配合注射。

五、注意事项

1.注射前询问患者用药过敏史，如有对所用药物过敏者，则不可做皮试，应更换其他药物。

2.忌用安尔碘消毒皮肤，以防影响局部反应判断及与碘过敏反应相混淆。

3.如皮试结果不能确认或怀疑假阳性时，应采用对照试验。方法是：用另一注射器，在另一侧前臂相应部位注入0.1ml生理盐水，20分钟后对照观察反应。

知识链接

青霉素皮试

1.青霉素皮试液配置　青霉素80万U/瓶，皮试青霉素需要量为50U。

（1）80万U青霉素加生理盐水溶解至4ml，充分混匀（20万U/ml）。

（2）取上液0.1ml加生理盐水至1ml，充分混匀（2万U/ml）。

（3）取上液0.1ml加生理盐水至1ml，充分混匀（2000U/ml）。

（4）取上液0.25ml加生理盐水至1ml，充分混匀（500U/ml）。

（5）取上液0.1ml做皮试（即50U）。

2.皮试结果判断

（1）阴性　皮丘局部无红肿，无自觉症状。

（2）阳性　皮丘局部隆起，并出现红晕、硬块，直径大于1cm，或红晕周围有伪足、痒感，严重时全身出现皮疹或过敏性休克反应。

拓展训练

某患者出现注射部位荨麻疹，烦躁不安，头晕恶心，伴心悸及面色苍白、多汗。体检时心电监护示：BP 78/46mmHg，P 110次/分，R 24次/分，SPO_2 90%，神志淡漠，面色苍白，皮肤潮红，脉细弱，四肢湿冷，听诊两肺呼吸音粗，心率110次/分，律齐，S1低顿。请立即给予相应急救处理。

临床思维分析：过敏性休克的急救。

（1）立即停药，平卧，就地抢救，采用头低足高位。

（2）肌内注射0.1%盐酸肾上腺素0.3～0.5ml，如症状不缓解，每隔15～30分钟重复，直至脱离危险期，必要时加糖皮质激素或抗组胺药。

（3）心脏停搏者，行心脏胸外按压术或静脉注射0.1%盐酸肾上腺素1ml。

（4）吸氧，给予4～5L/min的高流量吸氧，并肌内注射尼可刹米或山梗菜碱等呼吸中枢兴奋剂。喉头水肿影响呼吸时，行气管切开术或环甲膜穿刺术。

（5）用氢化可的松200～400mg，或地塞米松5～10mg加入50%葡萄糖40ml中静脉注射，或加入5%～10%葡萄糖500ml中静脉滴注。

（6）根据病情需要可用血管活性药物如多巴胺、阿拉明等。

（7）纠正酸中毒及组胺药物的应用。

（8）注意保暖，防止感冒，要做好记录，不要搬动。

知识拓展

青霉素

青霉素（penicillin）又称为青霉素G、盘尼西林、青霉素钠、苄青霉素钠、青霉素钾、苄青霉素钾。青霉素是抗生素的一种，是指分子中含有青霉烷、能破坏细菌的细胞壁并在细菌细胞的繁殖期起杀菌作用的一类抗生素，是由青霉菌中提炼出的抗生素。青霉素属于β－内酰胺类抗生素（β－lactams）。β－内酰胺类抗生素包括青霉素、头孢菌素、碳青霉烯类、单环类、头霉素类等。青霉素是很常用的抗菌药品，但每次使用前必须做皮试，以防过敏。

20世纪40年代以前，人类一直未能发现一种能高效治疗细菌性感染且副作用小的药物。当时，若某人患了肺结核，那么就意味着此人不久就会离开人世。为了改变这种局面，科研人员进行了长期探索。

1928年，英国科学家弗莱明在实验研究中最早发现了青霉素，但由于当时技术不够先进，认识不够深刻，弗莱明并没有把青霉素单独分离出来。

1940年冬，钱恩提炼出了一点点青霉素，这虽然是一个重大突破，但离临床应用还差得很远。

1941年前后，英国牛津大学病理学家霍华德·弗洛里与生物化学家钱恩实现了对青霉素的分离与纯化，并发现了其对传染病的疗效，但其会使个别患者发生过敏反应，所以在应用前必须做皮试。

经过一段时间的紧张试验，弗洛里、钱恩终于用冷冻干燥法提取了青霉素晶体。之后，弗洛里在一种甜瓜中发现了可供大量提取青霉素的霉菌，并用玉米粉调制出了相应的培养液。在这些研究成果的推动下，美国制药企业于1942年开始对青霉素进行大批量生产。

1944年9月5日，中国第一批国产青霉素诞生，揭开了中国生产抗生素的历史序幕。

PPT

任务二　皮下注射 微课 2

导学情景

情景描述： 患者，男性，70岁，因“口干多饮十余年，胰岛素注射处皮肤结节2个月”以糖尿病收入院。近期血糖控制不佳，身形消瘦，空腹血糖9.0mmol/L。请给予胰岛素8U皮下注射。

学前导语： 胰岛素一般采用皮下注射。注射前选择合适的部位并常规消毒，注射时针尖斜面向上，与皮肤成30°～40°角，迅速刺入针梗的1/2~2/3长度，抽动活塞如无回血，固定针栓，缓慢注入药液。

皮下注射（subcutaneous injection）是指将少量药液注入皮下组织的方法。用于预防接种、胰岛素等药物治疗。常选择上臂三角肌下缘、下腹部、后背、大腿前外侧等部位进行注射。

一、评估

1.患者的年龄、病情、用药史、过敏史等一般情况。

2.注射部位的皮肤情况：局部有无炎症、化脓感染、硬结、瘢痕及皮肤病等。

3.患者对注射的认知、心理反应和合作程度。

二、准备

1.操作者准备　衣帽整洁，洗手，戴口罩。

2.患者准备　理解注射的目的，准备好相应体位。

3.用物准备　注射用物（选择2ml注射器）。

4.环境准备　安静、清洁，温度适宜，光线充足，必要时备屏风。

三、实施

具体实施步骤见表1-2和图1-3。

表1-2　皮下注射

操作流程	操作步骤	注意事项
核对解释	携备好的用物至患者床旁，核对床号、姓名，向患者说明注射目的	减轻患者的焦虑，取得理解并使之能配合
定位消毒	选择注射部位，碘伏常规消毒皮肤，待干	防止感染
抽吸药液	查对药液，检查注射器、针头，吸药并排尽空气	严格执行查对制度和无菌操作规程

续表

操作流程	操作步骤	注意事项
进针注药	左手绷紧皮肤，右手持针，食指固定针栓，针尖斜面向上，与皮肤成30°～40°角，迅速刺入针梗的1/2~2/3，抽动活塞如无回血，固定针栓，缓慢注入药液	针头刺入角度不宜超过45°，以免刺入肌层
拔针按压	注射毕，以无菌干棉签轻压针刺处，快速拔针后按压片刻，并再次核对	减轻疼痛，并防止药物外漏
整理记录	协助患者取舒适体位，了解患者的感觉，清理用物，洗手，做好记录	使患者舒适

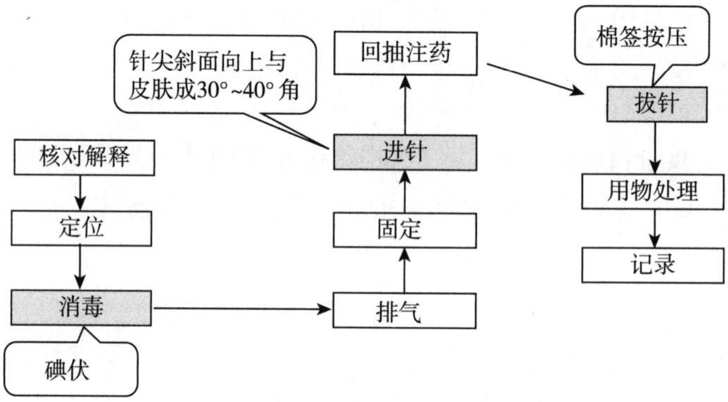

图 1-3　皮下注射操作简图

四、评价

1.严格执行注射原则。

2.注射部位定位正确，注射剂量准确。

3.沟通有效，患者了解操作目的，配合注射。

五、注意事项

1.进针角度不宜超过45°，以免刺入肌层。对过于消瘦者，可捏起局部组织，穿刺角度适当减小。

2.刺激性强的药物不宜用皮下注射。

3.长期皮下注射者，应有计划地经常更换注射部位，以防局部产生硬结。

4.注射不足1ml的药液时，应使用1ml注射器抽吸药液，以保证药物剂量的准确性。

知识链接

口服葡萄糖耐量试验

当血糖高于正常范围而又未达到糖尿病诊断标准时，须进行口服葡萄糖耐量试验（OGTT）。OGTT应于无摄入任何热量8小时后，在清晨空腹进行，成人口服75g无水葡萄糖，溶于250～300ml水中，5～10分钟内饮完，空腹及开始饮葡萄糖水后2小时测静脉血浆葡萄糖。儿童服糖量按每公斤体重1.75g计算，总量不超过75g。

如下因素可影响OGTT结果的准确性：试验前连续3日膳食中糖类摄入受限、长期卧床或极少活动、应激情况、应用药物（如噻嗪类利尿剂、β受体拮抗剂、糖皮质激素等）、吸烟等。因此，急性疾病或应激情况下不宜行OGTT；试验过程中，受试者不喝茶及咖啡，不吸烟，不做剧烈运动；试验前3天内摄入足量碳水化合物；试验前3～7天停用可能影响试验的药物。

拓展训练

患者，女性，64岁，2型糖尿病患者。在午餐前予以皮下注射8U胰岛素，胰岛素注射15分钟后，出现头晕、面色苍白、心悸、出冷汗、乏力、眼花、耳鸣、心率加快，该如何处理？

临床思维分析：胰岛素注射后并发低血糖的处理。

立即口服高糖食品或静脉注射50%葡萄糖液，并密切观察病情变化。

知识拓展

胰岛素的发现

胰岛素（insulin）是由胰腺内的胰岛B细胞受内源性物质或外源性物质，如葡萄糖、乳糖、核糖、精氨酸、胰高血糖素等的刺激而分泌的一种蛋白质激素。胰岛素是机体内唯一降低血糖的激素，同时促进糖原、脂肪、蛋白质的合成。外源性胰岛素主要用于糖尿病的治疗。

1920年，加拿大安大略省的外科医生班廷受一篇病理学家所写论文的启发，萌生设想：结扎狗的胰导管，待其腺泡萎缩只余胰岛后，分离其内分泌物以试图治疗糖尿病。

1921年5月，在麦克劳德教授的支持下，班廷和助手白斯特开始了实验，但极为不顺。第2周结束时，10只狗中有7只在进行切除胰腺和结扎胰导管的手术后死亡。近2个月时，研究进程仍远不理想。但这一切并没有动摇班廷的信心。他和白斯特互相鼓励，再接再厉，决心再从头做起。

同年初秋的8月，他们的实验获得了令人兴奋的结果：①一只切除胰腺的狗表现出糖尿病的典型症状；②当给狗注射提取液后，几小时内狗从昏迷中苏醒过来，狗的尿液恢复至无糖，血糖也降至正常水平；③当停止注射提取液时，糖尿病症状再次出现。随后，反复的实验再次验证了提取液的疗效。

实验取得初步成功后，新的问题接踵而至：提取液的纯净度不够；制备过程复杂。他们经进一步研究发现：用酸环境低温乙醇萃取法可从动物（主要是牛）胰腺中提取胰岛素，上述问题迎刃而解。

随后，胰岛素对糖尿病治疗的良好效果在糖尿病患者身上进一步得到肯定。

1923年，班廷和麦克劳德被授予诺贝尔生理学或医学奖。班廷发现，胰岛素的奇迹再一次证明了马克思的名言：在科学的道路上没有平坦的大道，只有不畏艰险沿着陡峭山路向上攀登的人，才有希望达到光辉的顶点。

任务三　肌内注射 微课3

PPT

导学情景

情景描述： 患者，男性，12岁，因头晕、乏力3个月入院。入院经检查诊断为巨幼细胞贫血，医嘱给予维生素 B_{12} 0.5mg 肌内注射。

学前导语： 维生素 B_{12} 常用肌内注射。注射时，右手以执笔式姿势持注射器，中指固定针栓，针头与皮肤成90°角，迅速刺入针梗的1/2~2/3，抽动活塞，无回血则缓慢注入药液。在进行肌内注射之前，要做好相关的准备工作，包括注射部分的定位和相关药品、器材的准备。

肌内注射（intramuscular injection，IM）是指将一定量的药液注入肌肉组织的方法。用于不宜或不能做静脉注射，要求比皮下注射更迅速发生疗效，以及注射刺激性较强或药量较大的药物时。注射的部位一般选择肌肉较厚且离大神经、大血管较远处。其中以臀大肌最常用，其次是臀中肌、臀小肌、股外侧肌及上臂三角肌。

臀大肌注射定位：①“十”字法：从臀裂顶点向左或右划一水平线，然后从髂嵴最高点引一垂直线，将一侧臀部分为四个象限，其外上象限（避开内角）为注射区。②连线法：取髂前上棘与尾骨连线的外上1/3处作为注射部位。

臀中肌、臀小肌注射定位：①食指中指定位法：将操作者的食指、中指指尖分别置于髂前上棘和髂嵴的下缘处，两指和髂嵴即构成一个三角区，其食指与中指形成的内角为注射区。②三横指定位法：取髂前上棘外侧三横指处作为注射部位（以患儿手指的宽度为标准）。

股外侧肌注射定位：取大腿中段外侧。一般成人取髋关节下10cm至膝关节上10cm的这一段范围。此区大血管、神经干很少通过，部位较广，适用于多次注射者及2岁以下幼儿。

上臂三角肌注射定位：取上臂外侧，肩峰下2～3横指处。此处便于注射，但因其肌肉较薄，只能用于小剂量注射。

一、评估

1. 患者的年龄、病情、用药史、过敏史等一般情况。
2. 注射部位的皮肤及肌肉组织状况。
3. 患者对注射的认知、心理反应和合作程度。

二、准备

1.操作者准备 衣帽整洁，洗手，戴口罩。

2.患者准备 理解注射的目的，准备好相应体位。

3.用物准备 注射用物（选择2～5ml注射器）。

4.环境准备 安静、清洁，温度适宜，光线充足，必要时备屏风。

三、实施

具体实施步骤见表1-3和图1-4。

表1-3 肌内注射

操作流程	操作步骤	注意事项
核对解释	携备好的用物至患者床旁，核对床号、姓名，向患者说明注射目的和操作中可能出现的感觉	确认患者，使其建立信任与安全感，以取得合作
安置体位	根据病情的不同，采取不同体位 ①侧卧位时上腿伸直，下腿稍屈曲 ②俯卧位时两足尖相对，足跟分开 ③仰卧位用于危重及不能翻身者 ④坐位时椅子稍高	使注射局部肌肉放松，便于操作
定位消毒	选择注射部位，消毒皮肤，待干	防止感染
抽吸药液	查对药液，检查注射器、针头，吸药并排尽空气	严格执行查对制度和无菌操作规程
进针注药	左手拇指和食指分开绷紧皮肤，右手以执笔式姿势持注射器，中指固定针栓，针头与皮肤成90°角，迅速刺入针梗的1/2~2/3，抽动活塞，无回血则缓慢注入药液	①皮肤绷紧，便于进针 ②刺入针梗的1/2~2/3而非全部，是为了防止针梗从根部衔接处折断而无法取出
拔针按压	注射毕，以无菌干棉签轻压针刺处，快速拔针后按压片刻，并再次核对	减轻疼痛，并防止药物外漏
整理记录	协助患者取舒适体位，了解患者的感觉，清理用物，洗手，做好记录	核对是为了确保无误

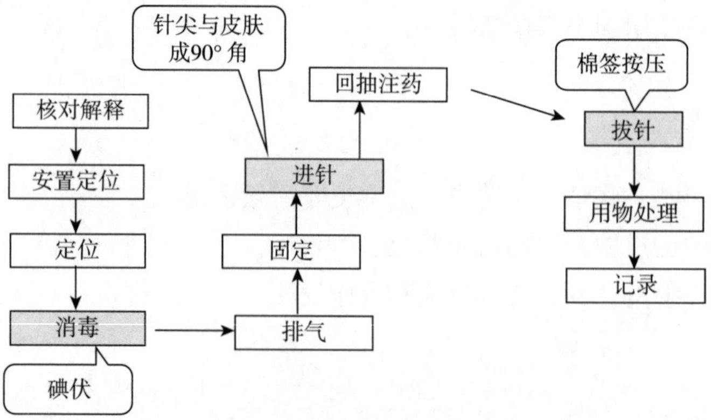

图1-4 肌内注射操作简图

四、评价

1.严格执行注射原则。
2.注射部位定位正确，注射剂量准确。
3.沟通有效，患者了解操作目的，配合注射。

五、注意事项

1.注射时，切勿将针梗全部刺入，以防不合作者躁动，使针梗弯曲或从根部折断。

2. 2岁以下婴幼儿不宜选用臀大肌注射。因其臀大肌尚未发育好，注射有损伤坐骨神经的危险，最好选用臀中肌和臀小肌进行注射。

3.需长期注射者，应交替更换注射部位，并选用细长针头，以防局部产生硬结。

知识链接

维生素B_{12}

维生素B_{12}又称为钴胺素，是一种含有3价钴的多环系化合物，4个还原的吡咯环连在一起变成1个咕啉大环（与卟啉相似），是唯一含金属元素的维生素。维生素B_{12}为红色结晶粉末，无臭无味，微溶于水和乙醇，在pH 4.5～5.0的弱酸条件下最稳定，在强酸（$pH<2$）或碱性溶液中分解，遇热可有一定程度的破坏。高等动植物不能制造维生素B_{12}，自然界中的维生素B_{12}都是微生物合成的。维生素B_{12}是唯一需要肠道分泌物（内因子）的帮助才能被吸收的维生素，参与骨髓红细胞发育，可防止恶性贫血，防止大脑神经受到破坏。

拓展训练

在肌内注射过程中，患者由于恐惧而不配合，药液还未推注完毕，2.5ml注射器针头断裂，请给予处理。

临床思维分析：断针的处理。

（1）立即嘱患者保持原位不动，固定局部组织，防止断针移位。

（2）用无菌血管钳夹住断端取出。

（3）如断端全部埋入肌肉，立即行局部切开取出针头。

知识拓展

巨幼细胞贫血

巨幼细胞贫血是脱氧核糖核酸（DNA）合成障碍所引起的一种贫血，主要系体内缺乏维生素B_{12}和（或）叶酸所致，亦可由遗传性或药物等引起的获得性DNA合成障碍导致。本症特点是呈大红细胞性贫血，骨髓内出现巨幼红细胞系列，并且细胞形态的巨型改变也见于粒细胞、巨核细胞系列甚至某些增殖性体细胞。这类巨幼红细胞易在骨髓内被破坏，出现无效性红细胞生成。其一般临床表现如下。

1. 贫血 起病隐匿，特别是维生素B_{12}缺乏者常需数月。而叶酸由于体内储存量少，可较快出现缺乏。临床上一般表现为中度至重度贫血，除贫血的症状如乏力、头晕、活动后气短心悸外，严重贫血者可有轻度黄疸，可同时有白细胞数和血小板减少，患者偶有感染及出血倾向。

2. 胃肠道症状 表现为反复发作的舌炎，舌面光滑、乳突及味觉消失、食欲不振，腹胀、腹泻，偶见便秘。

3. 神经系统症状 维生素B_{12}缺乏特别是恶性贫血的患者常有神经系统症状，主要是脊髓后、侧索和周围神经受损所致。表现为乏力、手足对称性麻木、感觉障碍、下肢步态不稳、行走困难。小儿及老年人常表现为脑神经受损的精神异常、无欲、抑郁、嗜睡或精神错乱等症状。部分巨幼细胞贫血患者的神经系统症状可发生于贫血之前。

上述三组症状在巨幼细胞贫血患者中可同时存在，也可单独发生，同时存在时，其严重程度也可不一致。

任务四　静脉注射

导学情景

情景描述：患儿，5个月，易激惹，夜间啼哭，难以入睡，诊断为佝偻病。给予肌内注射维生素D 30万U后，突发惊厥，持续30秒，过后如常，T 37℃，有枕秃及颅骨软化，血清钙1.65mmol/L。临床诊断：维生素D缺乏性手足搐搦症。医嘱：10%葡萄糖酸钙5ml静脉推注。

学前导语：静脉注射是一种医疗方法，即把血液、药液、营养液等液体物质直接注射到静脉中。静脉注射可分为短暂性的与连续性的。短暂性的静脉注射多以注射器直接注入静脉，即一般常见的“打针”，本次任务属于此类；连续性的静脉注射则以静脉滴注实施，俗称“点滴”。

静脉注射（intravenous injection，IV）是指自静脉注入药液的方法。用于药物不宜口服、皮下注射或肌内注射，需迅速发生药效或进行某些诊断性检查、静脉营养治疗等时。常用的静脉为四肢浅静脉，小儿多采用头皮静脉，其次为股静脉 。

一、评估

1.患者的年龄、病情、治疗情况、肢体活动能力。
2.穿刺部位的皮肤状况、静脉充盈度及管壁弹性。
3.患者的认知、心理反应及合作程度。

二、准备

1.操作者准备　衣帽整洁，洗手，戴口罩。
2.患者准备　理解注射的目的、方法、注意事项及配合要点。
3.用物准备　注射器、止血带、小棉垫、无菌纱布、胶布。
4.环境准备　安静、整洁，温度适宜，光线充足，必要时备屏风。

三、实施

具体实施步骤见表1-4和表1-5。

表1-4　四肢浅静脉注射

操作流程	操作步骤	注意事项
抽吸药液	按医嘱备药，严格查对，无菌吸药，排尽空气后放妥	严格执行“三查七对”制度和无菌操作规程
核对解释	携备好的用物至患者床旁，核对床号、姓名，向患者说明注射目的和操作中可能出现的感觉	确认患者，减轻患者的焦虑，取得理解并使之能配合操作者完成操作
选择静脉	选择粗直、弹性好、易于固定的血管，避开关节和静脉瓣	①选择粗直、弹性好的血管利于“一针见血” ②避开关节，可避免关节活动时针头穿破血管进入深层组织
穿刺进针	在穿刺部位肢体下方垫小枕，距穿刺点上方约6cm处扎止血带，常规消毒皮肤，待干，嘱患者握拳。左手拇指绷紧静脉下端皮肤，右手持注射器，针头斜面向上，与皮肤成约20°角，自静脉上方或侧方刺入皮下，再沿静脉方向潜行刺入静脉。见回血后再进针少许，松开止血带，嘱患者松拳	①使静脉回流受阻，远心端静脉充盈，以利穿刺 ②见回血，证明针头已入静脉；再进针少许，避免针头脱出
固定推药	固定针头（头皮针可用胶布固定），缓慢推注药液	防止针头在管腔内移动而损伤血管
拔针按压	注射毕，以无菌干棉签放于穿刺点上方，迅速拔针，用棉签按压片刻	防止渗血或皮下血肿
整理记录	再次核对，协助患者取舒适卧位，清理用物，洗手，做记录	①确保无误 ②使患者舒适

表1-5　股静脉注射

操作流程	操作步骤	注意事项
抽吸药液	按医嘱备药，严格查对，无菌吸药，排尽空气后放妥	严格执行“三查七对”制度和无菌操作规程
核对解释	携备好的用物至患者床旁，核对、解释	确认患者，减轻其焦虑，取得理解并使之能配合操作者完成操作
安置体位	患者取仰卧位，下肢伸直略外展外旋，臀下可垫小枕	充分暴露穿刺部位
定位消毒	①在腹股沟中内1/3交界处，用左手食指触得股动脉搏动最明显部位，股静脉位于股动脉内侧0.5cm处 ②局部皮肤以碘伏消毒，同时消毒操作者左手的食指、中指，扪及股动脉搏动，并固定	①防止感染 ②有利于正确定位
穿刺注射	右手持无菌注射器，针头与皮肤成90°角或45°角，在股动脉内侧0.5cm处刺入，抽出暗红色血，固定针头，根据需要注入药物	抽出暗红色血，提示针头已进入股静脉
拔针按压	注药毕拔针，以无菌纱布加压止血3～5分钟	以免引起出血或形成血肿
整理记录	协助患者取舒适体位，清理用物，洗手，做好记录	

四、评价

1.严格执行无菌技术及查对制度。

2.注入药液的速度适宜。

3.沟通有效，患者了解操作目的，配合注射。

五、注意事项

1.长期静脉注射者要注意保护血管，应有计划地由远心端向近心端选择静脉。

2.根据病情及药物性质，掌握推药速度，若需长时间、微量、均匀精确地输注某药物，有条件的医院可选用微量注射泵，更为安全可靠。

3.注射对组织有强烈刺激的药物，应另备一已抽吸无菌生理盐水的注射器和头皮针，穿刺后，先注入少量生理盐水，确认针头在血管内，再接有药液的注射器（针头不动）进行注射，以防药液外溢于皮下组织而发生坏死。

4.股静脉注射时如误入股动脉（抽出鲜红色血），应立即拔出针头，用无菌纱布紧压穿刺处5～10分钟，直到无出血为止。

知识链接

静脉穿刺失败的常见原因

1.针头未刺入血管（刺入过浅，或因静脉滑动）。临床判断：无回血，注入药物局部隆起，主诉疼痛。

2.针头斜面未全部进入血管，部分药液溢出至皮下。临床判断：可有回血，但穿刺部位局部隆起患者有疼痛感。

3.针头刺破静脉的对侧血管壁，针头斜面部分在血管内，部分在对侧管壁外。临床判断：可有回血，无局部隆起，主诉疼痛。

4.针头穿透对侧血管壁。临床判断：无回血，注入药物无隆起，主诉疼痛。

拓展训练

静脉给药后患儿哭闹不止，局部出现肿胀，疑似药液外渗，请及时处理。

临床思维分析：药物外渗的处理。

在肿胀处用0.5%普鲁卡因局部封闭，也可用无菌0.9%氯化钠液做局部冲洗。局部给予氢化可的松、1%利多卡因和透明质酸，并抬高局部肢体及热敷。

知识拓展

临床上禁止静脉推注的常见药物

1.高浓度电解质　如氯化钾、硫酸镁等。10%氯化钾注射液10ml内含氯化钾1g，推注后血钾浓度立即上升，损害心肌，可引起患者猝死。10%或25%硫酸镁注射液应稀释后静脉注射，否则可能引起呼吸抑制，甚至导致呼吸麻痹。

2.利尿药　如呋塞米、利尿酸钠等，静脉推注速度过快可引起突发性耳鸣、耳聋。

3.神经-肌肉接头阻滞药　氨基糖苷类抗生素如阿米卡星、庆大霉素、链霉素、核糖霉素、妥布霉素、奈替米星等，以及多黏菌素B、林可霉素、克林霉素，直接静脉推注可发生神经-肌肉接头阻滞，引起呼吸抑制。

4.非水溶剂药物　如氢化可的松注射液、氯霉素注射液的溶剂为乙醇溶液，禁止静脉推注。

5.氨茶碱、苯妥英钠、利多卡因、维生素K_1等　静脉推注速度过快可引起死亡。

6.局部刺激明显的药物　万古霉素、去甲万古霉素局部刺激强烈，可引起局部剧痛、静脉炎和组织坏死，静脉推注易增加药品的不良反应率，如红颈综合征、血栓性静脉炎、低血压等；氟喹诺酮类、乳糖酸红霉素、磷霉素、亚胺培南/西司他丁等，静脉推注易发生静脉炎，故采用静脉滴注并控制滴速。

书网融合……

微课1　微课2　微课3　习题

项目二　静脉输液法

静脉输液是利用大气压和液体静压原理将大量无菌液体、电解质、药物由静脉输入体内的方法。根据注射部位与液体种类的不同，可分为外周静脉输液、中心静脉输液、高营养输液与输血等。静脉输液治疗是一种高度专业的技术，其治疗层面涵盖肠道外输液、营养支持、用药与输液的治疗。

一、静脉输液的目的

1.补充水和电解质，纠正和维持酸碱平衡　常用于脱水、酸碱平衡紊乱患者，如剧烈呕吐、腹泻、大手术后。

2.补充营养，供给热量，促进组织修复　常用于慢性消耗性疾病、胃肠道吸收障碍及不能经口进食，如昏迷、口腔疾病等患者。

3.输入药物，治疗疾病　常用于中毒、各种感染、脑及组织水肿，以及各种需经静脉输入药物进行治疗时。

4.增加机体循环血量，改善机体微循环，维持血压　用于严重烧伤等患者。

二、常用溶液及其作用

临床上常用的液体种类很多，应根据病情的需要来选择不同种类的液体。常用的液体有以下几种。

1.晶体溶液　分子量小，在血液内停留时间短，对维持细胞内外水分的相对平衡有重要作用，纠正水、电解质平衡紊乱效果显著(表2-1)。

表2-1　常用晶体溶液

溶液名称	常用溶液	作用
葡萄糖溶液	5%葡萄糖溶液、10%葡萄糖溶液	补充水分和热能，常用作静脉给药的载体和稀释剂
等渗电解质溶液	0.9%氯化钠溶液(也称生理盐水)、复方氯化钠溶液、5%葡萄糖氯化钠溶液	补充水分和电解质，维持体液容量和渗透压平衡
高渗溶液	20%甘露醇、25%山梨醇、25%~50%葡萄糖溶液	利尿脱水
碱性溶液	5%碳酸氢钠、11.2%乳酸钠溶液	纠正酸中毒，调节酸碱平衡

2.胶体溶液　分子量大，在血液内停留时间长，能有效维持血浆胶体渗透压，增加血容量，改善微循环，提高血压(表2-2)。

表2-2 常用胶体溶液

溶液名称	常用溶液	作用
右旋糖酐	中分子右旋糖酐	能提高血浆胶体渗透压、扩充血容量
	低分子右旋糖酐	同中分子右旋糖酐；降低血液黏稠度，改善微循环和组织灌注量
代血浆	羟乙基淀粉（706代血浆）、氧化聚明胶、聚乙烯吡咯烷酮	增加血浆渗透压及心输出量，扩容效果很好，在体内停留时间较右旋糖酐长，过敏反应少，急性大出血时可与全血共用
血液制品	5%白蛋白，血浆蛋白，水解蛋白注射液	提高血浆胶体渗透压、扩充血容量，补充蛋白质和抗体，有助于组织修复和增强机体免疫力

3.静脉高营养液 可供给患者热能，维持正氮平衡，补充各种维生素和矿物质。常用溶液有氨基酸、脂肪乳剂等。

输入溶液的种类和量应根据患者体内水、电解质、酸碱平衡紊乱的程度来确定，通常遵循“先晶后胶”“先盐后糖”“宁酸勿碱”和“宁少勿多”的原则。输液后，当尿量增加到达40ml/h，则需遵循补钾原则适当补钾。

PPT

任务一　周围静脉输液法

微课

导学情景

情景描述：患者，女性，65岁，因发热、咳嗽、咳痰4天入院。入院诊断：急性支气管肺炎。医嘱给予0.9%氯化钠注射液250ml+青霉素480万U静脉滴注。

学前导语：分布于皮下的肢体末端静脉，如肘正中静脉、头静脉、贵要静脉、手背静脉网等由于位置表浅、安全，常用于周围静脉输液，其中，手背静脉网最常用。

周围静脉输液是利用大气压和液体静压的原理将一定量的无菌溶液、药物通过周围静脉输入机体的方法，是临床常用的治疗疾病和抢救患者的重要措施之一。

一、评估

1.身体状况　全面收集患者的病史、体征及实验室检查结果等资料，综合分析，评估患者的皮肤情况、心肺功能等，以作为合理输液的依据。

2.穿刺静脉　根据病情、输液量、液体的种类、患者年龄和患者的合作情况选用静脉。

3.输注药液　包括评估药物的作用、副作用，药物的质量、有效期，以及药物配伍禁忌。

4.心理、社会状况　了解患者的心理状况、合作程度及对输液有关知识的知晓程度，为心理护理和健康教育提供依据。

二、准备

1.操作者准备　衣帽整洁，洗手，戴口罩。

2.用物准备

（1）治疗盘内　皮肤消毒剂、无菌棉签、消毒止血带、弯盘、液体及药物（按医嘱准备）、加药用注射器及针头、开瓶器、砂轮、输液胶贴、一次性静脉输液器、输液卡、输液架、小垫枕。

（2）治疗盘外　治疗碗小夹板、棉垫和绷带（必要时）、输液泵（必要时）、免洗洗手液、污物桶、锐器盒。

3.患者准备　理解操作、愿意合作、有安全感。取舒适体位。

4.环境准备　病室安静、整洁，光线充足，必要时调节至适宜的室温。

三、实施

具体实施步骤见表2-3。

表2-3 周围静脉输液

操作流程	操作步骤	操作依据
准备	洗手，戴口罩	
核对检查	①核对药液瓶签（药名、浓度、剂量和有效期）	根据医嘱严格执行查对制度，防止差错
	②检查药液性质、瓶口有无松动、瓶身有无裂缝、药液有无变质	
消毒加药	①启开液体瓶盖中心部分，常规消毒瓶塞后，按医嘱加入药物并混匀，再次查对 ②根据医嘱填写输液卡，并将填好的输液卡倒贴于输液瓶上	根据医嘱和治疗原则、病情急缓、药物半衰期、配伍禁忌等情况，合理分配用药，安排液体输入顺序，以保证药效
插输液器	检查输液器质量，确认无问题后取出输液器，关闭调速器，插入插瓶针（或输液管和通气管针头）至根部	
核对解释	①备齐用物，携至患者床旁	
	②核对患者床号和姓名，并向其解释输液目的及过程，嘱排尿	减轻患者的焦虑，取得理解，并避免输液后如厕不便
	③再次查对所用药液，再次洗手	操作前查对
挂瓶排气	①将输液瓶倒挂于输液架上，高度适中	适中高度有利于保证液体压力超过静脉压，以促使液体流入静脉
	②倒置莫菲滴管，打开调节器，使药液下降，当药液平面达莫菲滴管1/3～1/2时，迅速转正滴管，使药液缓慢下降，直到排净导管和针头内空气	排尽输液器及针头内空气，防止发生空气栓塞
	③排气成功后，关闭调节器，待用	
选静脉	协助患者取舒适卧位，选择静脉	①根据病情、药物性质和患者的合作情况选择合适的静脉 ②选择粗、直、弹性好的静脉，避开静脉瓣及关节处，注意保护和合理使用静脉，一般从远心端开始
消毒扎带	在待输液肢体下垫小枕，于穿刺点上方6～10cm处扎止血带（使止血带的尾端向上），常规消毒穿刺部位皮肤，待干，备胶布	保证穿刺点及周围皮肤的无菌状态，防止感染

续表

操作流程	操作步骤	操作依据
静脉穿刺	①再次核对药液 ②再次排气	操作中查对，确保穿刺前滴管下端输液管内无气泡，防止发生空气栓塞
失败原因	③嘱患者握拳，取下护针帽，按静脉注射法穿刺见回血后，将针头送入血管少许	见回血后再进针少许，可以使针头斜面全部进入血管
固定	一手固定针柄，一手松止血带及调速器，嘱患者松拳，待液体通畅、患者无不适后，用胶布固定针头。必要时用夹板固定关节	胶布固定时遮盖穿刺部位，防止感染
调节滴速	根据药液的性质以及患者的病情、年龄和心肺功能状况调节输液速度	
	①一般成人40～60滴/分，儿童20～40滴/分 ②对心、肺、肾功能不良者，年老体弱者，婴幼儿以及输入刺激性较强的药物，速度宜慢	相对于成年人而言，婴幼儿的心脏代偿能力较差；刺激性强的药物输入速度过快可致血管痉挛
	③对严重脱水、血容量不足、心肺功能良好者，速度可适当加快	严重脱水者需尽快补充血容量
	④再次查对	操作后查对
操作后处理	①取出止血带和小垫枕，协助患者取舒适卧位 ②嘱不可随意调节滴速，注意保护输液部位，不要按压、扭曲输液导管 ③在输液卡上记录输液的时间、药物、滴速、患者情况，并签全名 ④整理用物，洗手，记录	
巡视换瓶	①输液中加强巡视，倾听患者主诉，观察输液部位状况，及时处理输液故障，并填写巡视卡	加强巡视和观察，有利于及时发现输液故障和输液反应，及时处理
	②若需更换液体，常规消毒瓶塞后，从上瓶中拔出输液管及通气管插入下一瓶，观察输液通畅，确保滴管下段输液管无空气	遵循无菌操作要求，常规消毒瓶塞，输液管及通气管不可碰触手及其他，以防污染
	③对24小时持续输液者，每日更换输液器	
拔针按压	确认输液完毕，轻撕胶布，关调节器，用消毒干棉签或小纱布轻压穿刺点上方，快速拔针，按压1～2分钟（至无出血），协助患者取舒适体位	
整理记录	整理床单位，清理用物，洗手，记录	

四、评价

1.严格执行无菌操作和查对制度。

2.操作正确、规范，达到治疗目的。

3.输液局部无异常，未出现输液反应。

4.治疗性沟通有效，患者及其家属感到安全，能够配合。

五、注意事项

1.严格执行查对制度，防止发生输液差错。

2.预防空气栓塞：在输液前必须将输液管内的空气排尽，要防止液体流空，及时更换输液瓶、及时添加药物，在输液完毕后要及时拔针。

3.严格执行无菌操作制度，预防输液并发症的发生，输液器及药物要绝对无菌。

4.注意药物的配伍禁忌，不能将有禁忌的药物进行配伍使用。

5.根据患者的情况和输注药物的规定，严格控制输液的速度。

知识链接

溶液不滴的处理

1.针头滑出血管外 液体注入皮下组织，表现为局部疼痛、肿胀，应立即拔针，更换针头，另选血管重新穿刺。

2.针头斜面紧贴血管壁 液体滴入不畅或不滴，可反折输液器长管下端并轻轻挤压有回血，应调整针头位置或适当变换穿刺肢体体位，直到点滴通畅。

3.针头阻塞 表现为溶液不滴，反折输液器长管下端并轻轻挤压，有阻力但无回血，则可确定针头阻塞。应立即拔针，更换针头，另选血管重新穿刺。忌强行挤压输液管或用溶液冲针头，以免凝血块进入静脉造成栓塞。

4.压力过低 患者肢体抬举过高或周围循环不良所致。应适当抬高输液架，加大压力或放低患者肢体。

5.静脉痉挛 由于肢体暴露在冷的环境中时间过长，输入的液体温度过低，而引起的液体滴入不畅或不滴，挤压胶管有回血。应进行局部热敷、按摩，使静脉扩张，促进血液循环。

滑针　贴壁及处理　阻塞及处理　痉挛及处理

拓展训练

病情反复，需长期输液者，可通过以下措施保护血管。

1.四肢静脉从远端小静脉开始，手足交替。

2.穿刺时掌握三个环节，即选择静脉要准、穿刺要稳、针头固定要牢，以提高穿刺成功率。

3.若输液中加入对血管刺激性大的药物，应待穿刺成功后再加药，应充分稀释，输完药应再输入一定量的等渗溶液，以保护静脉。

知识拓展

输液泵

静脉输液是临床治疗中常用的一种给药方式。根据药物性质、患者体质的不同，静脉输液速度也不同。输液过快、过慢均难以达到预期的治疗效果。目前，临床上广泛应用的普通输液器主要依靠液位差压力向受体输入液体，依靠护理人员肉眼观察、手调轮夹来控制输液速度。普通输液器缺少阻塞报警、气泡报警、液体输毕报警等功能，增加了临床护理负担。

输液泵是一种能够准确控制输液滴数或输液流速，保证药物能够速度均匀、药量准确并且安全地进入患者体内发挥作用的一种仪器，同时是一种智能化的输液装置，输液速度不受人体内压和操作者的影响，输注准确可靠，有助于降低临床护理工作强度，提高输注的准确性、安全性以及护理质量。

输液泵的产品型号多样，性能各异。按其工作特点，可分为蠕动控制式输液泵、定容控制式输液泵及针筒微量注射式输液泵三类。

输液泵的使用适应证：静脉高营养，输入化疗药品、抗生素及对心血管有特殊作用的药物等，用于重症监护患者，尤其是患儿。

输液泵具有以下功能特点：①可精确测量和控制输液速度；②可精确测定和控制输液量；③能对气泡、空液、漏液和输液管阻塞等异常情况进行报替，并自动切断输液通路；④彩色OLED显示；⑤实现智能控制输液。

书网融合……

微课 习题

任务二　头皮静脉输液法

☞ 导学情景

情景描述： 患儿，男性，1岁，因黄疸1周入院。入院医嘱给予5%葡萄糖注射液100ml+10%氯化钾注射液1ml静脉输液。

学前导语： 头皮静脉输液是利用大气压和液体静压的原理将一定量的无菌溶液、药物通过头皮静脉输入机体的方法，是临床上常用的治疗疾病和抢救患者的重要措施之一。

小儿头皮静脉非常丰富，具有分支极多、互相沟通交错成网、浅表不易滑动的特点。进行头皮静脉输液既不影响患儿保暖，又不影响肢体活动。临床上常选择颞浅静脉、额静脉、耳后静脉、枕静脉进行穿刺。穿刺时，应注意对头皮动、静脉进行辨别。

一、评估

头部皮肤完整性、静脉状况。余同周围静脉输液法。

二、准备

1.操作者准备　同周围静脉输液法。

2.用物准备　头皮静脉针1～2个、5ml注射器1副（内盛生理盐水注射液或需补液体）、纱布、剃刀。余同周围静脉输液法。

3.患者准备　同周围静脉输液法。

4.环境准备　同周围静脉输液法。

三、实施

具体实施步骤见表2-4。

表2-4　头皮静脉输液

操作流程	操作步骤	操作依据
同周围静脉输液法“准备”至“挂瓶排气”	同周围静脉输液法“准备”至“挂瓶排气”	
选静脉	使患儿仰卧或侧卧，头垫小枕。必要时剃去局部头发，由助手固定患儿肢体，操作者立于患儿头侧选择静脉	

续表

操作流程	操作步骤	操作依据
消毒	用75%乙醇消毒局部皮肤，待干	含碘消毒剂容易因乙醇脱碘不彻底，余色覆盖穿刺点，影响穿刺
穿刺固定	左手拇指、食指固定静脉两端皮肤，右手持针柄（用注射器抽取生理盐水，接头皮针），沿静脉向心方向平行刺入皮肤，沿血管缓慢进针，当有滑空感时再进针少许，见回血缓慢推入少许生理盐水，未见异常，用胶布固定针头（方法同周围静脉输液法） ①当针头刺入静脉时阻力减少，有滑空感，同时有回血，再将针头推进少许，以利于固定 ②若无回血，可用注射器轻轻抽吸，因血管细小或充盈不全而无回血者可推注少量液体，局部无隆起，周围组织不变白，并推注通畅，即可证实穿刺成功，用胶布固定针头	左手拇指、食指固定静脉两端皮肤，有利于血管固定
观察滴速	①分离注射器，与输液器相连，松调节器，待液体滴入通畅后调节速度 ②再次查对	
操作后处理	①协助患者取舒适卧位并注意保暖 ②整理用物，洗手，记录	
余同周围静脉输液法	余同周围静脉输液法“巡视挂瓶”至“整理记录”	

四、评价

1.严格执行无菌操作和查对制度。

2.操作正确、规范，达到治疗目的。

3.输液局部无异常，未出现输液反应。

4.治疗性沟通有效，患儿其家属感到安全，能够配合。

五、注意事项

1.输液中注意观察输液速度、是否通畅，针头有无脱落，局部有无红肿，有无输液反应等。

2.争取患儿合作，不合作者适当约束。

3.严格执行查对制度，防止发生输液差错。

4.预防空气栓塞：在输液前必须将输液管内的空气排尽，要防止液体流空，及时更换输液瓶、及时添加药物，在输液完毕后要及时拔针。

5.严格执行无菌操作制度，预防输液并发症的发生，输液器及药物要绝对无菌。

6.注意药物的配伍禁忌，不能将有禁忌的药物进行配伍使用。

7.根据患者的情况和输注药物的规定，严格控制输液的速度。

知识链接

静脉补钾的基本原则

1.不宜过浓：即钾的浓度不宜过高，一般不超过40mmol/L，若高浓度补钾，会导致心脏骤停。

2.不宜过快：即速度保持在0.75～1.5g/h，若速度过快，血钾在短时间内增高，会有致命危险。

3.不宜过多：即补钾剂量不宜过多，以血清钾水平为参考。

4.不宜过早：即见尿补钾，补钾前了解肾功能，尿量必须在30～40ml/h以上或逐日尿量大于500ml，才可以静脉补钾。

5.不可静脉推注。

6.静脉补钾时，一定要做好心电的监护，密切观察生命体征，一旦出现高钾血症，要及时采取相应的处理措施。

拓展训练

患儿，男性，1岁，因黄疸1周入院。入院医嘱给予5%葡萄糖注射液 100ml+10%氯化钾注射液1ml静脉输液，因输液过快，心电监护显示R波降低，QRS波增宽，P–R间期延长。

临床思维分析：高钾血症的急救。

（1）立即停止补钾。

（2）静脉注射10%葡萄糖酸钙0.5～1.0ml/（kg·次），以缓解钾对心肌的毒性作用，必要时每5分钟重复一次。

（3）20%葡萄糖2.5～5ml/（kg·h）+胰岛素0.2IU/1g葡萄糖，促进钾离子移入细胞。

（4）使用排钾利尿剂：如呋塞米，1.0mg/（kg·次）。

知识拓展

小儿头皮静脉输液

头皮静脉呈网状分布，血液可以通过侧支回流于颈内静脉和颈外静脉至心脏。因此，顺行和逆行进针都不影响静脉回流。

正中静脉是头皮静脉中较大的一支，此静脉直、粗、不滑动、易固定，但易外渗，逆行进针可克服外渗缺点。额浅静脉及颞浅静脉具有不滑动、易固定、暴露明显、不外渗等优点，是头皮静脉输液的最佳部位，但此静脉较细小，技术难度大。耳后静脉较粗，略弯曲，易滑动，不易掌握深浅度，且需要剃去头发才便于穿刺固定，但由于小儿多动，不易护理。

小儿静脉选择时，应避免在骨隆突处、静脉活瓣处穿刺。同时，应根据患儿的病情合理地进行静脉选择，先头皮后四肢、先额部后枕部、先大静脉后小静脉。在穿刺时，小儿头部固定正确与否决定穿刺成功率，固定时助手或家属双手抱住小儿颧骨、颊部及下颌部，双肘为支撑点，小儿双手位于助手双手下，固定住小儿头部，不要压住小儿躯体及四肢，以免增加抵抗力而不易固定。

任务三　静脉留置针输液法

☞ 导学情景

情景描述：患者，男性，65岁，因发热、咳嗽、咳痰4天入院。入院诊断：急性支气管肺炎。医嘱给予0.9%氯化钠注射液 250ml+青霉素480万U静脉滴注，因患者年纪较大，采用静脉留置针输液。

学前导语：静脉留置针是由不锈钢的芯、软的外套管及塑料针座组成，穿刺时将外套管和针芯一起刺入血管，当套管送入血管后抽出针芯，仅将柔软的外套管留在血管中进行输液的一种输液工具。

静脉留置针又称为套管针，作为头皮针的换代产品，已成为临床输液的主要工具。静脉留置针可用于静脉输液和输血，动脉及静脉抽血等，适用于长期输液、年老体弱、血管穿刺困难的患者。静脉留置针输液有以下优越性：①保护患者静脉，避免反复穿刺的痛苦；②随时；③能有效地降低药物渗出的概率，减少液体外渗。

一、评估

1.身体状况　全面收集患者的病史、体征及实验室检查结果等资料，综合分析，评估患者的皮肤情况、心肺功能等，以作为合理输液的依据。

2.穿刺静脉　根据病情、输液量、液体的种类、患者年龄和患者的合作情况选用静脉。

3.输注药液　包括评估药物的作用、副作用，药物的质量、有效期，以及药物配伍禁忌。

4.心理、社会状况　了解患者的心理状况、合作程度及对输液有关知识的知晓程度，为心理护理和健康教育提供依据。

二、准备

1.操作者准备　衣帽整洁，洗手，戴口罩。

2.用物准备

（1）静脉留置针1套，输液固定贴膜1块，无菌手套1副，肝素溶液适量。

（2）皮肤消毒剂、无菌棉签、消毒止血带、弯盘、液体及药物（按医嘱准备）、加药用注射器及针头、开瓶器、砂轮、一次性静脉输液器、输液卡、输液架、小垫枕、棉垫和绷带（必要时）、输液泵（必要时）、免洗洗手液、污物桶、锐器盒。

3.患者准备　理解操作、愿意合作、有安全感，取舒适体位。

4.环境准备　病室安静、整洁，光线充足，必要时调节至适宜的室温。

三、实施

具体实施步骤见表2-5和图2-1。

表2-5　静脉留置针输液法

操作流程	操作步骤	操作依据
同周围静脉输液法“准备”至“挂瓶排气”	同周围静脉输液法“准备”至“挂瓶排气”	
选静脉	协助患者取舒适卧位，选择合适穿刺静脉	选择弹性好、走向清晰、避开关节的四肢静脉。对能下地活动的患者，避免在下肢留置
打开留置针	打开并检查静脉留置针和敷贴	
消毒扎带	在穿刺点上方10cm处扎止血带（使止血带的尾端向上），常规消毒穿刺部位皮肤，嘱患者握拳	扎止血带可增加远端静脉回流阻力而导致静脉压升高，使浅静脉充盈，便于穿刺
戴手套备针	①戴无菌手套	减少医院内感染的发生率，保护操作者自身的安全
	②取出静脉留置针，将输液器上的针头插入留置针的肝素帽内，排尽头皮式套管针内的空气	消除套管与针芯的粘连，检查产品的完整性及针头斜面有无倒钩、导管边缘是否粗糙
	③去除针套，旋转松动外套管，调整针头斜面	
穿刺固定	①左手绷紧皮肤，右手拇指与食指握住留置针回血室两侧或针翼，使针尖斜面向上与皮肤成15°～30°角进针	
	②见回血后，调整穿刺角度为10°左右，顺静脉走向将留置针推进0.5～1cm	以确保外套管在静脉内
	③右手握住留置针回血部，使针芯固定，以针芯为支撑，左手将外套管全部送入静脉内	使静脉恢复通畅
	④松开止血带和调节器，嘱患者松拳，以左手食指（或小指）按压导管尖端处静脉，抽出针芯	以防抽出针芯时血液溢出
	⑤用无菌透明敷贴密闭式固定导管	避免穿刺点及其周围被污染
	⑥用注明置管日期、时间的胶布固定留置针管	作为置管时间的依据
调节滴速	脱下手套，调节滴速，再次查对	
同周围静脉输液法“操作后处理”至“巡视换瓶”	同周围静脉输液法“操作后处理”至“巡视换瓶”	

续表

操作流程	操作步骤	操作依据
暂停封管	暂停输液时，先拔出部分静脉输液针，仅剩针尖斜面在肝素帽内，缓慢推注25ml封管液，使导管及肝素帽充满，剩下0.5～1ml后以边推注边拔针的方法拔出输液针头	边推注边拔针可确保正压封管，避免空气进入 以防止血液回流造成堵塞，保持静脉通畅
冲管再输液	再次输液时，常规消毒肝素帽的橡胶塞，先推注5～10ml生理盐水冲管，再将静脉输液针插到肝素帽内，进行输液	以防止血液回流造成堵塞，保持静脉通畅
余同周围静脉输液法	余同周围静脉输液法“拔针按压”和“整理记录”	

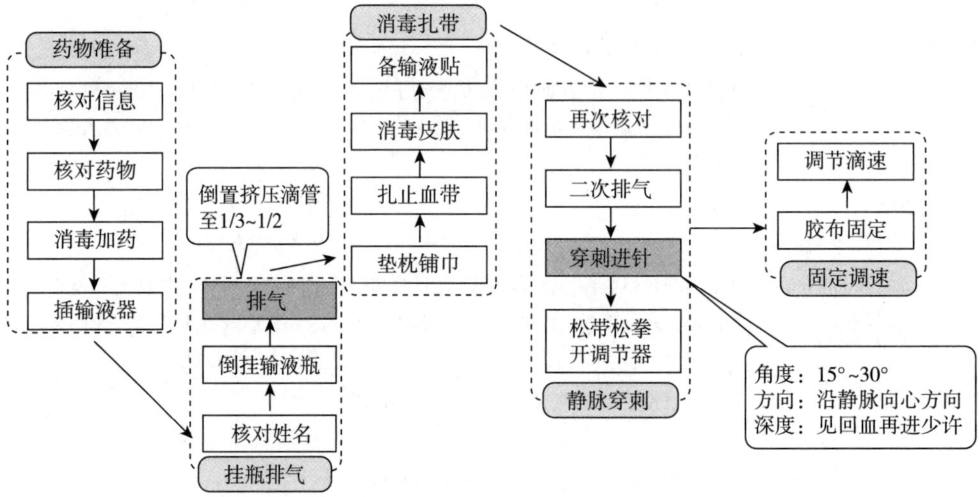

图 2–1　静脉输液操作简图

四、评价

1.严格执行无菌操作和查对制度。

2.操作正确、规范，达到治疗目的。

3.输液局部无异常，未出现输液反应。

4.治疗性沟通有效，患者及其家属感到安全，能够配合。

五、注意事项

1.严格执行“三查七对”制度，防止发生差错。

2.严格执行无菌操作，预防并发症。输液器及药液应绝对无菌，连续输液超过24小时应更换输液器。

3.预防空气栓塞：输液时必须排尽管内空气，防止液体流空；及时更换输液瓶及添加药液，输完后及时拔针。

4.注意观察输液情况：针头有无滑脱，局部有无肿胀，有无输液反应。

5.注意药物配伍禁忌：抗生素类药物应现配现用。

知识链接

滴管液面不同情况的处理

1.滴管内液面过高的处理

（1）滴管侧面无调节孔时，取下输液瓶，倾斜瓶身，使插瓶针露出液面，滴管内液体缓缓下流直至露出液面，将输液瓶挂回输液架上，继续进行滴注。

（2）滴管侧面有调节孔时，夹紧滴管上端输液管，打开调节孔，液面下降至见液面，关闭调节孔，将输液瓶挂回输液架上，继续进行滴注。

2.滴管内液面过低的处理 此时看不到滴管内液面。

（1）滴管侧面无调节孔时，夹紧下端输液管，挤压滴管，迫使液体充满1/3～1/2滴管后再恢复输液。

（2）滴管侧面有调节孔时，夹紧下端输液管，打开调节孔，迫使液体充满1/3～1/2滴管，关闭调节孔，再恢复输液。

3.滴管内液面自行下降的处理 输液过程中，如滴管内液面自行下降，应检查滴管上端输液管与滴管连接处有无漏气或裂缝，必要时及时更换输液管。

拓展训练

患者输液毕，需肝素封管，请配置封管用稀释肝素液。

临床思维分析：肝素封管液的配置。

12500U（2mg）肝素钠加入250ml生理盐水。

知识拓展

表2-6 头皮针与留置针的区别

区别点	头皮针	留置针
消毒范围	直径5cm	直径8cm
选择血管	从小到大	粗直、血流量丰富、弹性好、无静脉瓣
选择穿刺点	血管一侧	血管的上方直刺
进针角度	5°~15°	15°~30°
进针速度	快	慢
进入血管后	停止进针或进少许	进针少许后退针芯2~3mm，送入全部导管
固定	普通胶布	透明敷贴
保留时间	2~4小时	基于输液治疗的要求和专业人员对留置情况的评估，通常成人不超过3~4天

项目三　穿刺术

穿刺术是将穿刺针刺入体腔抽取分泌物做化验，向体腔注入气体或造影剂做造影检查，或向体腔内注入药物的一种诊疗技术。穿刺的目的是抽血化验，输血、输液及置入导管做血管造影等。穿刺根据系统划分，可分为骨髓穿刺术、淋巴结穿刺术、关节腔穿刺术、血管穿刺术等。本章主要介绍血管穿刺术中的动静脉穿刺，常见的如股动脉穿刺、桡动脉穿刺、股静脉穿刺和锁骨下静脉穿刺。目的是抽血化验、输血、输液（包括置入导管保留输液）以及置入导管做血管造影。锁骨下静脉穿刺后可置入导管保留，做静脉高营养治疗。穿刺股动脉置入导管可做心、脑血管造影。

任务一　静脉穿刺术 微课1

PPT

导学情景

情景描述： 患者，女性，65岁，因反复呕吐3天入院，诊断为幽门梗阻。有COPD病史10年，现有气促。请为患者采血，完成相关检查。

学前导语： 静脉穿刺主要用于静脉输液或抽血化验。静脉穿刺一般首选浅表的静脉作为穿刺部位，用于输液时多选择手背、前臂和足背的静脉，小儿多选择头皮浅表静脉作为穿刺部位。静脉穿刺用于抽血检验时，多选择肘部静脉作为穿刺部位。如浅表静脉穿刺困难，可选择锁骨上静脉、股静脉等深静脉作为穿刺部位。

静脉穿刺是用无菌操作的方法将静脉穿刺针刺入浅表静脉，用于静脉输液或抽血化验。静脉穿刺一般首先选择浅表的静脉作为穿刺部位。其适应证为：①需长期输液而外周静脉因硬化、塌陷致穿刺困难者；②需行肠道外全静脉营养者；③危重患者及采血困难患者的急症处理；④中心静脉压测定。

一、评估

1.患者的年龄、病情、意识状态、治疗情况等。

2.采集部位的皮肤和血管情况。

3.患者对血标本采集的认知情况、心理反应及合作程度。

二、准备

1.操作者准备　衣帽整洁，洗手，戴口罩。

2.患者准备　向清醒患者解释操作目的和方法，使之懂得如何配合，体位舒适。

3.用物准备　注射盘内备5ml一次性注射器或静脉采血器、棉签、碘伏、止血带、无菌纱布、无菌橡胶塞或软木塞，必要时备无菌手套。

三、实施

具体实施步骤见表3-1和图3-1。

表3-1　肘静脉采血

操作流程	操作步骤	操作依据
核对解释	携备好的用物至患者床旁，核对床号、姓名及检验单，解释操作目的和方法	减轻患者的焦虑，取得理解并使之能配合完成操作

续表

操作流程	操作步骤	操作依据
选择静脉	多选用肘前静脉。在采血部位上端约6cm处，将压脉带绕手臂一圈打一活结，压脉带末端向上。要求患者紧握和放松拳头几次，使静脉隆起	
消毒皮肤	常规消毒皮肤2～3遍	严格执行无菌技术，以防感染
穿刺	取下针头无菌帽，以左手固定穿刺部位皮肤，右手持注射器或采血器，保持针头斜面和针筒刻度向上，沿静脉走向使针头与皮肤成30°～45°角缓慢刺入皮肤，见到回血后，再沿静脉向心方向进针少许	静脉采血
抽血	用左手缓缓向后拉注射器针栓至采血量刻度。若使用一次性真空采血装置，当针头进入血管后会见少量回血，将真空采血管插入试管托内采血针中，因试管内负压作用，血液自动流入试管，到达采血量刻度后拔出试管即可	
止血	松开止血带，嘱受检者松拳，用棉签压住进针部位，迅速向后拔出针头。继续紧按住棉签3～5分钟	
送检	安置好患者，将标本连同化验单及时送检	以免影响检验结果

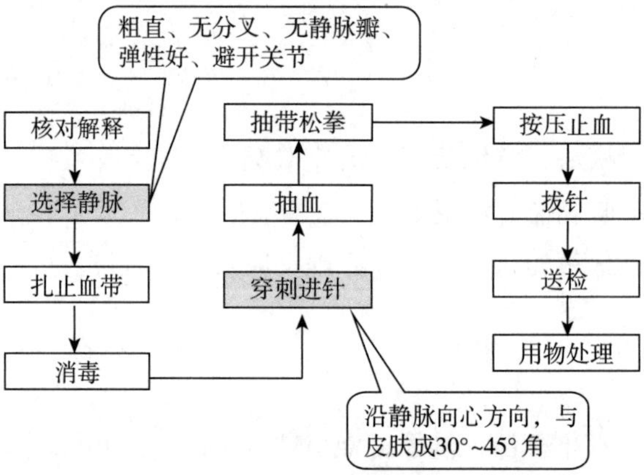

图 3–1　普通注射器静脉采血操作简图

四、评价

1.严格执行无菌操作和查对制度。

2.操作正确、规范。

3.沟通有效，患者及其家属感到安全，能够配合。

五、注意事项

1.必须严格执行无菌操作，以防感染。

2.如抽出鲜红色血液，表示误入动脉，应立即拔出，压迫穿刺点5分钟。

3.尽量避免反复穿刺，一般穿刺3次不成功应停止。

4.穿刺后妥善压迫止血，防止局部血栓形成。

知识链接

静脉穿刺小贴士

1.浅静脉炎的表现：局部红肿热痛，沿静脉走行，呈条索状硬化改变。

2.除四肢浅静脉可供穿刺取血外，还可以在股静脉、颈外静脉、颈内静脉等处穿刺取血。

3.肘部外伤大出血，止血带结扎的适当部位应在上臂的上1/3处。

4.静脉穿刺前使用止血带的目的：止血带阻断静脉回流，可以使静脉扩张，提高穿刺的成功率。

拓展训练

抽血过程中患者出现头晕、眼花、面色苍白，继而意识丧失。查体：P 60次/分，BP 80/50mmHg。最可能的原因是什么？请给予处理。

临床思维分析：晕血的处理。

（1）立即停止操作。

（2）让患者平卧，头偏向一侧并取头低足高位，松解衣扣，注意保暖，并观察生命体征（血压、脉搏、心率、呼吸等）。

（3）喂服温开水或50%葡萄糖溶液。

（4）必要时，皮下注射1：1000肾上腺素，成人0.5～1.0ml。

知识拓展

常见的静脉采血器械及使用注意事项

静脉采血针：主要是一次性真空静脉采血器，在医疗检验过程中用于采集血样。静脉采血针由持针器、接头、穿刺针、橡胶部分等组成。

真空采血管：主要用于血液标本的采集与保存。真空采血管在生产过程中预置了一定量的负压，当采血针穿刺进入血管后，由于采血管内的负压，血液自动流入采血管；同时，采血管内预置了各种添加剂，完全能够满足临床的多项综合的血液检测。

1.静脉采血管的分类 根据头盖颜色的不同，主要分为以下几种。

（1）绿头管 管内含有肝素锂。肝素管一般用于生化及血流变的检测，是电解质检测的最佳选择。由于肝素会引起白细胞聚集，肝素管不能用于白细胞计数和分类。

（2）红头管 管内壁均匀涂有防止挂壁的二氧化硅，同时添加了促凝剂。一般用于肝炎病毒检测、甲状腺功能检测、药物检测、艾滋病检测、肿瘤标志物等血清免疫学检测。

（3）紫头管 管内含有乙二胺四乙酸（EDTA），通常使用EDTA盐作为抗凝剂。用于血细胞计数及分类等一般血液学检查，不能用于凝血、微量元素及PCR检查。

（4）蓝头管 管内含有枸橼酸钠。主要用于纤溶系统（凝血酶原时间、凝血酶时间、活化部分凝血酶时间、纤维蛋白原）的检测。采血时请注意采足血量，杜绝管内有腔隙而影响检验结果的准确性。采血后请立即颠倒混匀5～8次。

（5）黑头管 管内含有枸橼酸钠。一般用于血沉检测。当抗凝剂比例过于偏高时，血液被稀释，可使血沉加快。因此，采血时应注意采足血量，以保证检验结果的准确性。采血后，立即颠倒混匀8~10次。

2.静脉采血针的使用注意事项

（1）使用真空采血器前仔细阅读厂家说明书，严格按说明书要求操作。

（2）尽量选粗大的静脉进行穿刺。

（3）采血完毕后，先拔下采血试管，后拔下穿刺针。

（4）使用前勿松动一次性真空采血试管盖塞，以防采血量不准。

（5）如果一次采血要求采取几个标本，应按以下顺序采血：血培养管、无抗凝剂及添加剂管、血凝管、有抗凝剂管。

（6）刺塞针端的乳胶套能防止拔除采血试管后继续流血而污染周围，达到封闭采血以防止污染环境的作用，因此，不可取下乳胶套。

任务二　动脉穿刺术 微课2

PPT

导学情景

情景描述： 患者，男性，48岁，因“呼吸困难1小时”来院就诊。患者神志清楚，口唇发绀，T 37.8℃，P 122次/分，R 30次/分。请抽血进行动脉血气分析。

学前导语： 动脉穿刺常用于：①严重休克需急救的患者，经静脉快速输血后情况未见改善，须经动脉提高冠状动脉灌注量及增加有效血容量；②麻醉或手术期以及危重患者持续监测动脉血压；③施行特殊检查或治疗，如血气分析，选择性血管造影和治疗，心导管置入，血液透析治疗等。

动脉穿刺术是临床上常用的一种诊疗技术，常用穿刺部位为桡动脉、肱动脉、股动脉、足背动脉等部位。以桡动脉最为常用，股动脉最易。以桡动脉为例，桡骨小头内侧，第三掌纹处可扪及清楚的动脉搏动，为桡动脉穿刺的穿刺点；以股动脉为例，髂前上棘至耻骨结节的连线为腹股沟韧带解剖位置。股动脉于腹股沟韧带中点深面。股静脉常位于股动脉内侧约1cm。但以下患者禁止动脉穿刺：慢性严重心、肺或肾脏疾病及晚期肿瘤患者；周围皮肤炎症或动脉痉挛以及血栓形成；有出血倾向者。

一、评估

1.患者的年龄、病情、意识状态、治疗情况等。

2.采集部位的皮肤和血管情况。

3.患者对血标本采集的认知情况、心理反应及合作程度。

二、准备

1.操作者准备　衣帽整洁，洗手，戴口罩。

2.患者准备　向清醒患者解释操作目的和方法，使之懂得如何配合，体位舒适。

3.用物准备　注射盘内备5ml一次性注射器或动脉采血注射器，按需要备肝素、无菌纱布、无菌橡胶塞或软木塞，必要时备无菌手套。

三、实施

具体实施步骤见表3-2、表3-3和图3-2。

表3-2　动脉采血针采血

操作流程	操作步骤	操作依据
核对解释	携备好的用物至患者床旁，核对床号、姓名及检验单，解释操作目的和方法	减轻患者的焦虑，取得理解并使之能配合完成操作
预设采血器	采血器针栓先推至底部，再拉到预设位置（1.6ml）	
选择动脉	多选用桡动脉或股动脉。桡动脉穿刺点位于前臂掌侧腕关节上2cm，动脉搏动明显处；股动脉穿刺点按股静脉定位法确定	
消毒皮肤	操作者站在穿刺侧，常规消毒皮肤，范围要广	严格执行无菌技术，以防感染
戴手套	按无菌技术戴手套	
留取标本	①戴无菌手套或常规消毒左手的食指、中指后，固定欲穿刺的动脉 ②右手持采血器，在两指间与动脉垂直或成40°刺入动脉 ③抽血毕，迅速拔出针头，用无菌纱布局部加压止血5～10分钟	以免引起出血或形成血肿
隔绝空气	立即将针尖斜面刺入橡胶塞或软木塞，同时轻轻转动采血器	①隔绝空气 ②使血液与肝素混匀
送检	安置好患者，将标本连同化验单及时送检	以免影响检验结果

表3-3　注射器采血

操作流程	操作步骤	操作依据
核对解释	携备好的用物至患者床旁，核对床号、姓名及检验单，解释操作目的和方法	减轻患者的焦虑，取得理解并使之能配合完成操作
选择动脉	多选用桡动脉或股动脉。桡动脉穿刺点位于前臂掌侧腕关节上2cm，动脉搏动明显处；股动脉穿刺点按股静脉定位法确定	
消毒皮肤	操作者站在穿刺侧，常规消毒皮肤，范围要广	严格执行无菌技术，以防感染
抽吸肝素	用注射器抽取肝素0.5ml湿润内壁后，弃去余液	防止血液凝固，使用动脉采血针时无需吸肝素
留取标本	①戴无菌手套或常规消毒左手的食指、中指后，固定欲穿刺的动脉	
	②右手持注射器，在两指间与动脉垂直或成40°刺入动脉，见有鲜红色回血，右手固定穿刺针，左手以最快的速度采血	固定穿刺针可防止针头在管腔内移动而损伤血管，造成血管栓塞
	③抽血毕，迅速拔出针头，用无菌纱布局部加压止血5～10分钟	以免引起出血或形成血肿
隔绝空气	立即将针尖斜面刺入橡胶塞或软木塞，同时轻轻转动注射器	①隔绝空气 ②使血液与肝素混匀
送检	安置好患者，将标本连同化验单及时送检	以免影响检验结果

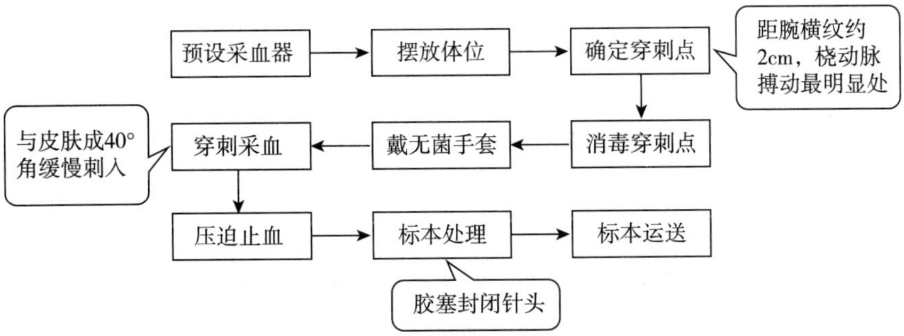

图 3-2　动脉采血针操作简图

四、评价

1.严格执行无菌操作和查对制度。

2.操作正确、规范。

3.沟通有效，患者及其家属感到安全，能够配合。

五、注意事项

1.必须严格执行无菌操作，以防感染。

2.如抽出暗黑色血液，表示误入静脉，应立即拔出，压迫穿刺点3～5分钟。

3.一次穿刺失败，切勿反复穿刺，以防损伤血管。

4.穿刺后妥善压迫止血，防止局部血栓形成。

知识链接

动脉穿刺小贴士

1.动脉穿刺术常用的动脉是桡动脉和股动脉。

2.抽动脉血行血气分析前，为了防止注射器内的空气影响血气分析的结果，要把注射器内的空气排净。

拓展训练

穿刺过程中，出现动脉痉挛，如何处理？

临床思维分析：穿刺中出现动脉痉挛的处理。

若针头在血管内，应稍等待；若已造成穿刺失败，应热敷，待痉挛缓解后再行穿刺。

知识拓展

动脉采血针

动脉采血针主要用于采集、初级保存动脉血样以进行体外诊断试验。采血器的EclipseTM针头带有锁扣式防护罩，具有按压可使EclipseTM针头的针管被固定在凹槽内以防止针尖意外刺伤的特性。

动脉采血针针筒严格固定针头，可防止采集动脉血样全程中针头松动所导致的危险性。采血针筒壁具有很高的分子致密度和双重密闭针栓，可有效防止血气标本与外界发生气体交换。采血前可根据试验所需预设采血量，使动脉穿刺操作安全简便、避免血样浪费。针筒后端孔石设计形成独特的自动排气装置，可在动脉压的作用下使针筒内部残余气体迅速、安全地自动排出，避免死腔气体对动脉血气检测结果的干扰 。

动脉采血对于判断和治疗低氧血症有着重要的意义，动脉采血的结果可以作为准确判断是否发生低氧血症的依据。

动脉采血针的使用步骤如下。

（1）将动脉采血针从无菌包装中取出。

（2）取下动脉采血针帽并放于妥善位置。

（3）向外拔动针帽。

（4）将芯杆向前推至零刻度线，再抽回，预设至所需刻度。

（5）动脉采血针向下，以40°或90°角进行穿刺。

（6）在动脉压下使样本充满预设刻度。

（7）样本采集完毕，立即拔出动脉采血针头并用纱布按压穿刺点至少5分钟以防止出血。

书网融合……

微课1　　微课2　　习题

任务三　卓越（助理）医师养成计划（一）

临床情景1

张某，男性，46岁。因急性阑尾炎入院，现准备手术治疗，术前行血常规等检查。

要求：请为患者行四肢浅静脉穿刺采血。

评分标准（总分20分，过程中任何步骤违反无菌操作原则，一处扣2分）

一、操作前准备（2分）

1.告知患者操作的目的并取得患者配合（0.5分）。

2.戴帽子、口罩（头发、鼻孔不外露），洗手（口述）（0.5分）。

3.局部肢体放置妥当，暴露采血部位（1分）。

二、静脉穿刺操作过程（14分）

1.在采血部位近心端用止血带绕扎肢体（2分）。

2.用消毒棉球在静脉穿刺区域由内向外消毒2～3遍（2分）。

3.用左手固定好肢体及穿刺部位（1分）。

4.右手持注射器，在预定穿刺点穿刺，穿刺针向静脉近心端与皮肤成30°～45°角缓慢刺入（2分）。

5.抽出暗红色血液（1分）。

6.抽取需用量血液（1分）。

7.左手放松止血带（1.5分）。

8.迅速拔出穿刺针，压迫穿刺点止血（2分）。

9.静脉血注入标本管送检（1分）。

10.操作结束后告知患者及家属相关注意事项（0.5分）。

三、提问（2分）

1.静脉穿刺时，如果抽出鲜红色血液，说明什么？此时应当如何处理？（1分）

答：说明可能穿刺到伴行的动脉（0.5分），应立即拔出穿刺针，并压迫穿刺点5分钟止血（0.5分）。

2.股静脉穿刺时，为什么建议斜行穿刺？（1分）

答：为了减少穿刺后局部渗血。

四、职业素质（2分）

1.操作前以和蔼的态度告知患者静脉穿刺的目的，取得患者的配合，操作时注意无菌观念，动作规范，体现爱护患者的意识。操作结束后应告知患者相关注意事项（1分）。

2.着装整洁，仪表端庄，认真细致，表现出良好的职业素质（1分）。

临床情景2

宋某，女性，80岁。肺源性心脏病二十余年。此次因发热、咳嗽、喘息2天入院。现需做动脉血气分析检查。

要求：请为患者行股动脉穿刺采血。

评分标准（总分20分，全过程中任何步骤违反无菌操作原则，一处扣2分）

一、操作前准备（3分）

1.告知患者及家属操作的目的并取得患者配合（0.5分）。

2.戴帽子、口罩（头发、鼻孔不外露），洗手（口述）（0.5分）。

3.患者取仰卧位，穿刺侧下肢外展外旋位（1分）。

4.用肝素处理注射器（1分）。

二、动脉穿刺操作过程（13分）

1.用消毒棉球在腹股沟区股动脉处由内向外消毒2～3遍（2分）。

2.戴无菌手套（或左手手指消毒：用消毒棉球消毒左手食指、中指末端指节）（0.5分）。

3.穿刺点定位：左手食指、中指在腹股沟区股动脉搏动明显处（腹股沟韧带中点下方）定位（2分）。

4.右手持注射器，在两指间垂直刺入（2分）。

5.见鲜红色血液直升入注射器（1分）。

6.抽取需用量的动脉血（1分）。

7.快速拔出注射器，立即插入软木塞或橡皮塞（2分）。

8.压迫穿刺点至少5分钟（口述），穿刺点覆盖敷料并固定（1分）。

9.标本立即送检（1分）。

10.操作结束后告知患者及家属相关注意事项（0.5分）。

三、提问（2分）

1.抽动脉血行血气分析前，为什么要用肝素冲洗注射器？（1分）

答：为了防止血液凝固，影响血气分析的结果。

2.抽动脉血行血气分析时，为什么穿刺后要立即将针头插入软木塞？（1分）

答：为了防止空气进入注射器，影响血气分析结果。

四、职业素质（2分）

1.操作前能以和蔼的态度告知患者动脉穿刺的目的。操作时注意无菌观念，动作规范，体现爱护患者的意识。操作结束后告知患者相关注意事项（1分）。

2.着装整洁，仪表端庄，举止大方，语言文明，认真细致，表现出良好的职业素质（1分）。

项目四　吸氧术

吸氧术（oxygen therapy）是通过输入氧气，提高动脉血氧分压（PaO_2）和动脉血氧饱和度（SaO_2），增加动脉血氧含量（CaO_2），纠正各种原因造成的缺氧状态，促进组织的新陈代谢，维持机体生命活动的一种治疗方法。

一、缺氧程度的判断和吸氧适应证

1.临床应用　临床上主要用于因呼吸系统疾病而影响肺活量者、心肺功能不全使肺部充血而致呼吸困难者、各种中毒引起的呼吸困难者、昏迷患者、某些外科手术前后、大出血休克患者以及分娩时产程过长或胎心音不良等情况。

2.缺氧的评估　根据缺氧的临床表现及血气分析检查，判断缺氧的程度（表4–1）。PaO_2是反映缺氧的敏感指标，是决定是否给氧的重要依据。PaO_2正常值为10.6～13.3kPa。当PaO_2低于6.6kPa（50mmHg，中度和重度缺氧时），应给予吸氧。

表4–1　缺氧程度的判断

程度	发绀	呼吸困难	神志	血气分析		
				氧分压（PaO_2，kPa）	SaO_2（%）	二氧化碳分压（$PaCO_2$，kPa）
轻度	无或轻	不明显	清楚	6.6～9.3	80~95	6.0~6.6
中度	可见	明显	正常或烦躁不安	4.6～6.6	60～80	6.6~7.3
重度	显著	严重、三凹征明显	昏迷或半昏迷	4.0以下	＜60	＞7.3

二、氧气筒和氧气表的装置

（一）氧气管道化装置（中心供氧装置）

医院的氧气集中供给，通过专门管道把氧气送至各病区、门诊和急诊室。氧气供应站的总开关由专人管理，病床单位配有氧气表，通过输氧管道将氧气输送到患者的床头，以供随时应用。

（二）氧气筒装置

1.氧气筒　是一柱形无缝钢筒，筒内可耐高压达150kg/cm²（相当于15MPa），容积为40L，能容纳氧6000L。在筒的顶部有一总开关，可控制氧气的放出。

2.氧气表 由压力表、减压器、流量表、湿化瓶、安全阀等几部分组成。

（1）压力表 其指针可测知筒内的压力，以kg/cm^2或MPa为单位。

（2）减压器 是一种弹簧自动减压装置，将来自筒内的压力减至2～3kg/cm^2（0.2～0.3MPa），使流量平稳，保证用氧安全。

（3）流量表 用于测量每分钟氧的流出量。流量表内装有浮标，当氧气通过流量表时，即将浮标吹起，从浮标上端平面所指刻度，可以测知每分钟氧气的流出量，用L/min表示。

（4）湿化瓶 一般情况下，湿化瓶内装1/3～1/2的冷开水或蒸馏水，以湿润氧气。当患者发生急性肺水肿时，应将湿化瓶内的水换成20%～30%乙醇，利于改善气体交换功能；使用复合式人工鼻/过滤器时，则湿化瓶内保持干燥。

（5）安全阀 用于防止发生意外，当氧流量过大、压力过高时，安全阀的内部活塞即自行上推，使过多的氧气自保险活门周围溢出，以保证用氧安全。

3.氧气袋 为一长方形的橡皮袋，袋的一端连接橡胶管，其上有调节器用于调节流量。用于抢救危重患者，氧气筒无法及时到位或转移患者途中，代替氧气瓶装置为患者供氧。让患者头枕于氧气袋上，借助重力使氧气流出，所以又叫“氧气枕”。

4.高压氧舱 为一圆筒形耐压舱体，舱内一般用压缩空气加压，患者在舱内采用呼吸面罩或鼻塞间歇吸氧。

任务一　面罩吸氧

☞ 导学情景

情景描述： 患者，男性，70岁，因“突发胸闷气急半小时”来院就诊。既往有冠心病、心功能不全病史。平车推入病房，神志清，精神萎，端坐位，大汗淋漓，咳嗽，咳粉红色泡沫痰，P 135次/分，R 35次/分。医嘱予以吸氧。

学前导语： 面罩吸氧时，一般调节氧流量为6~8L/min，连接输氧管后，氧气自下端输入，呼出的气体从面罩两侧孔排出。面罩吸氧的效率高，可提供中等氧浓度，并能根据需要调整，部分或全部避免重复呼吸。但面罩属于固定装置，使用时不便咳痰与进食，故主要用于急救或需较高氧浓度的患者。

面罩吸氧通常适用于重度缺氧、躁动不安、婴幼儿等。应选择与患者脸型相适应的面罩，罩住患者的口鼻，注意检查确认面罩各部位功能良好，调节至合适的氧流量。

一、评估

1.患者的病情、治疗情况、缺氧程度、血气分析的结果。

2.患者心理状态、合作程度、接受健康教育的能力。

3.供氧设备条件。

二、准备

1.操作者准备　衣帽整洁，洗手，戴口罩。

2.用物准备　氧气装置一套：氧气瓶或中心供氧装置、湿化瓶（内盛湿化液）、氧气表等；治疗盘内备：面罩、弯盘、纱布、氧气记录单、扳手等。

另外，患者床旁桌上置盛有温开水的水杯；人工气道吸氧可备“复合式人工鼻/过滤器”，非一次性用品需备输氧管和玻璃接管。

3.患者准备　了解操作目的和方法；愿意配合，体位舒适。

4.环境准备　周围5m内无明火，1m内无热装置。

三、实施

具体实施步骤见表4-2。

表4-2 面罩吸氧

操作流程	操作步骤	操作依据
装氧气表	**氧气筒吸氧法（在治疗室内进行）**	
	①冲气除尘：打开氧气筒上的总开关，放出少量氧气，立即关好	以冲掉气门上的灰尘
	②安装氧气表：用手初步拧紧旋钮，使氧气表后倾约15°，再用扳手旋紧，使氧气表直立，接好湿化瓶	以便用手扳好扳紧后表可直立
	③检查：确认流量调节阀关好后，打开总开关，再开流量调节阀，检查是否通畅、漏气，关闭流量调节阀，推至病床旁备用	
	中心供氧吸氧法（在患者床头进行）	
	将消毒处理过的给氧装置携至床边，右手持氧气流量表及湿化瓶，对准床头墙上中心供氧装置的氧气输出插座孔插入，听到"咔嚓"声即为接好	
核对解释	核对患者床头牌或床尾卡，呼唤患者姓名，解释操作目的	取得理解并能使之配合操作者完成操作
实施	①用手电筒检查患者鼻腔，用湿棉签清洁两侧鼻孔	
	②连接氧气导管	
	③根据医嘱调节氧流量	面罩吸氧：6～8L/min
	④将氧气导管前端置于温开水中，检查氧气流出是否通畅、有无漏气，确认通畅后用纱布擦干，连接氧气面罩与氧气导管，并将面罩置于患者口鼻部供氧	
	⑤将氧气面罩固定绳环绕患者头部，根据情况调整松紧度	
	⑥记录患者床号、姓名、用氧开始时间及流量，操作者签名；再次确认吸氧装置无漏气、流量表指针与流量正确；观察患者缺氧状况是否改善等	便于对照
	⑦向患者和家属解释用氧的安全知识：如不吸烟、不随意改变氧气流量、不振动氧气瓶、不用油手或油抹布接触氧气装置等	防止操作不当，引起组织损伤
	⑧用氧毕，取下面罩，放入弯盘；关氧气（先关流量表，再关总开关，再开流量表，放余气，再关流量表）；安置患者于舒适体位	
整理用物	分类消毒处理（湿化瓶、弯盘等用化学消毒液浸泡，一次性吸氧管用后弃于医用垃圾袋内，集中处理）；洗手，记录停止用氧时间、患者主诉、氧疗效果	防止交叉感染
卸氧气表	氧气筒内的氧气用至0.5MPa或5kg/cm^{2}时，将氧气表卸下，为再次充氧做准备	防止灰尘进入氧气瓶，导致再次充气时发生爆炸

四、评价

1.患者的缺氧状态得到改善，用氧安全。

2.沟通有效，患者及家属能说出用氧的目的、用氧安全措施并能配合操作。

五、注意事项

1.严格遵守操作规程 ①先调后用：指按病情先调节流量，然后吸氧。②先拔后关：指停用氧时先取下面罩，再关闭氧气开关。③先分离后调：指中途改变氧流量时，先将输氧管和面罩分离，调节好流量后再接上。以上三点都是为了避免用氧过程中，因关错开关导致大量的氧气突然冲入呼吸道而损伤呼吸道组织。

2.做到安全用氧 实施“四防”，即防火、防油、防热、防震。

3.确保患者用氧效果 观察患者缺氧症状改善情况，排除影响用氧效果的因素，按需调节流量。

4.持续给氧者要定时更换面罩 4～8小时更换一次。

5.氧气筒内氧气不能用尽 压力表降至5kg/cm^2（0.5MPa）即不可再用，及时调换氧气筒。氧气筒应有“空”或“满”的标志，避免急用时搬错。

知识链接

面罩吸氧小贴士

根据条件和患者的需要，一般医院常用99%氧气或5%二氧化碳和纯氧的混合气体。掌握吸氧浓度对纠正缺氧起重要的作用，一般认为在常压下吸入40%～50%的氧是安全的；低于25%的氧浓度，无治疗价值；高于60%的氧浓度，持续时间超过24小时，就有发生氧中毒的可能。对于缺氧和二氧化碳滞留并存者（PaO_2<60mmHg，$PaCO_2$>50mmHg，Ⅱ型呼吸衰竭），应给予低浓度、低流量持续吸氧。

氧浓度和氧流量的换算法：吸氧浓度（%）＝21＋4×氧流量（L/min）。

拓展训练

患者，男性，70岁，因“突发胸闷气急半小时”来院就诊。既往有冠心病，心功能不全病史。平车推入病房，神志清，精神萎靡，端坐位，大汗淋漓，咳嗽，咳粉红色泡沫痰，P 135次/分，R 35次/分。

临床思维分析：急性左心衰的急救措施。

（1）体位：患者取端坐位，双腿下垂，以减少静脉回流。

（2）吸氧：流量为6～8L/min，湿化瓶内放20%～30%乙醇湿化液。

（3）镇静：给予吗啡。

（4）快速利尿。

（5）血管扩张剂的应用。

（6）强心。

（7）平喘。

知识拓展

氧疗的副作用

1.氧中毒

（1）相关因素　吸入的氧浓度高于60%，持续时间超过24小时。

（2）评估　吸氧过程中发生胸骨后灼热感、持续干咳、恶心呕吐、烦躁不安、进行性呼吸困难，继续增加吸氧浓度仍不能使其动脉血氧分压上升。

（3）预防措施　病情需要高浓度氧疗时，应实施间断吸氧；氧疗过程中定期进行血气分析，动态观察氧疗的效果。

2.呼吸抑制

（1）相关因素　患者由于长期缺氧，其呼吸主要依靠缺氧刺激外周化学感受器，反射性地兴奋呼吸中枢。高浓度给氧时，虽然缺氧得到一定程度的矫正，但缺氧对外周化学感受器的刺激减弱，反而会导致呼吸抑制，二氧化碳滞留更为严重，发生二氧化碳麻醉甚至呼吸停止。

（2）评估　低氧血症伴有二氧化碳潴留的患者，在吸氧过程中发生进行性呼吸困难，严重者呼吸抑制。

（3）预防措施　对缺氧伴二氧化碳潴留的患者，给予低浓度、低流量持续给氧；吸氧期间监测患者的PaO_2变化，维持PaO_2在60mmHg（8kPa）左右。

3.肺不张

（1）相关因素　吸入高浓度氧气后，肺泡内氮气被大量置换，一旦支气管有分泌物堵塞，堵塞下端的所属肺泡内的氧气被肺循环血液迅速吸收，引起吸入性的肺不张。

（2）评估　烦躁不安、呼吸及心率加快、血压增高，呼吸困难、紫绀甚至昏迷。

（3）预防措施　控制吸氧浓度；鼓励患者深呼吸、多咳嗽、多翻身、经常更换体位，加强排痰。

4.晶状体后纤维组织增生

（1）相关因素　新生儿，尤其是早产儿，眼球的视网膜血管对高氧分压非常敏感，若吸氧浓度高、持续时间长，会导致视网膜血管收缩，如持续数小时，则造成视网膜血管不可逆地阻塞、纤维化，引起晶状体后纤维组织增生，以致不同程度的视力丧失或失明。

（2）预防措施　新生儿给氧需控制氧浓度和吸氧时间。

任务二　单侧鼻导管吸氧

导学情景

情景描述：患者，男性，50岁，因“胸痛1小时”来院就诊。既往有冠心病，高血压病史。步入病房，诉胸骨中下段疼痛明显，并放射至左肩，呈压榨性疼痛，大汗，面色苍白，请立即予吸氧。

学前导语：案例中应采用单侧鼻导管吸氧法。该方法可提高肺泡内氧分压，纠正各种原因引起的缺氧状态，促进代谢，维持机体生命活动。适用于低张性缺氧，如慢性阻塞性肺病、先天性心脏病等。

单侧鼻导管吸氧法是将一根细导管插入一侧鼻孔，经鼻腔达鼻咽部，导管末端连接氧气的供氧方法，可分为氧气筒给氧和中心管道给氧。其目的是供给患者氧气。

一、评估

1.患者的病情、治疗情况、缺氧程度、血气分析的结果。

2.患者鼻腔有无分泌物、有无鼻中隔偏曲。

3.患者心理状态、合作程度、接受健康教育的能力。

4.供氧设备条件。

二、准备

1.操作者准备　衣帽整洁，洗手，戴口罩。

2.用物准备　氧气装置一套：氧气瓶或中心供氧装置、湿化瓶（内盛湿化液）、氧气表等；治疗盘内备：鼻导管，手电筒、弯盘、纱布、棉签、胶布、安全别针、氧气记录单和笔、扳手等。

另外，患者床旁桌上置盛有温开水的水杯；人工气道吸氧可备“复合式人工鼻/过滤器”，非一次性用品需备输氧管和玻璃接管。

3.患者准备　了解操作目的和方法；愿意配合，体位舒适。

4.环境准备　周围5m内无明火，1m内无热装置。

三、实施

具体实施步骤见表4-3。

表4-3　单侧鼻导管吸氧

操作流程	操作步骤	操作依据
装氧气表	**氧气筒吸氧法（在治疗室内进行）**	
	①冲气除尘：打开氧气筒上的总开关，放出少量氧气，立即关好	以冲掉气门上的灰尘
	②装氧气表：用手初步拧紧旋钮，使氧气表后倾约15°，再用扳手旋紧，使氧气表直立，接好湿化瓶，接延长管	以便用手扳好扳紧后表可直立
	③检查：确认流量调节阀关好后，打开总开关，再开流量调节阀，检查是否通畅、漏气，关闭流量调节阀，推至病床旁备用	
	中心供氧吸氧法（在患者床头进行）	
	将消毒处理过的给氧装置携至床边，右手持氧气流量表及湿化瓶，对准床头墙上中心供氧装置的氧气输出插座孔插入，听到"咔嚓"声即为接好	
核对解释	核对患者床头牌或床尾卡，呼唤患者姓名，解释操作目的，检查患者鼻腔	取得理解并使之能配合操作者完成操作
实施	①用湿棉签清洁两侧鼻腔	
	②连接鼻导管	
	③根据医嘱调节氧流量	轻度缺氧1～2L/min，中度缺氧2～4L/min，重度缺氧4～6L/min，小儿1～2L/min
	④鼻导管插入温开水中润滑，并检查氧气流出是否通畅、有无漏气	
	⑤测量长度：鼻尖至耳垂的2/3	
	⑥将鼻导管轻轻插入患者一侧鼻孔，用胶布固定鼻翼、面颊部，用别针固定于枕头上	
	⑦记录患者床号、姓名、用氧开始的时间及流量，操作者签名；再次确认吸氧装置无漏气、流量表指针与流量正确；观察患者缺氧状况是否改善等	便于对照
	⑧向患者和家属解释用氧的安全知识：如不吸烟、不随意改变氧气流量、不振动氧气瓶、不用油手或油抹布接触氧气装置等	防止操作不当，引起组织损伤
	⑨用氧毕，取下别针，拔出吸氧管，放入弯盘；关氧气（先关流量表，再关总开关，再开流量表，放余气，再关流量表）；安置患者于舒适体位	
整理用物	分类消毒处理（湿化瓶、弯盘等用化学消毒液浸泡）；洗手，记录停止用氧时间、患者主诉、氧疗效果	防止交叉感染
卸氧气表	氧气筒内的氧气用至0.5MPa或5kg/cm^{2}时，将氧气表卸下，为再次充氧做准备	防止灰尘进入氧气瓶，导致再次充气时发生爆炸

四、评价

1.患者的缺氧状态得到改善，用氧安全。

2.沟通有效，患者及家属能说出用氧的目的、用氧安全措施并能配合操作。

五、注意事项

1.严格遵守操作规程 ①先调后用：指按病情先调节流量，然后吸氧。②先拔后关：指停用氧时先拔出鼻导管，再关闭氧气开关。③先分离后调节：指中途改变氧流量时，先将鼻导管和鼻腔分离，调节好流量后再接上。以上三点都是为了避免用氧过程中，因关错开关导致大量的氧气突然冲入呼吸道而损伤呼吸道组织。

2.做到安全用氧 实施“四防”，即防火、防油、防热、防震。

3.确保患者用氧效果 观察患者缺氧症状改善情况，排除影响用氧效果的因素，按需调节流量。

4.持续给氧者要定时更换鼻塞等 使用鼻导管给氧者每日至少更换2次，双侧鼻孔交替插管，并及时清除鼻腔分泌物，防止鼻导管堵塞。

5.氧气筒内氧气不能用尽 压力表降至5kg/cm^2（0.5MPa）即不可再用，及时调换氧气筒。氧气筒应有“空”或“满”的标志，避免急用时搬错。

知识链接

吸氧的益处

1.吸氧可缓解心绞痛、预防心肌梗死的发生 心绞痛为急性心肌缺氧所致，心肌持续缺氧30分钟以上者，可造成心肌梗死的发生，是患者猝死的一大危险因素。定期保健吸氧或病发时吸氧，可预防或缓解心绞痛、心肌梗死的发生，为治疗争取时间。

2.吸氧可预防猝死型冠心病 猝死型冠心病因发病突然而使人防不胜防，其发病前往往有持续的轻度胸闷、气急、情绪异常或心律紊乱，若在此时能辅以氧气治疗，可以起事半功倍的疗效。

3.吸氧对哮喘病有很好的疗效 哮喘病是由支气管痉挛等情况致肺泡与外界的换气功能减弱而引起的。吸氧可提高肺泡内的氧浓度，有助于哮喘的缓解。

4.吸氧可有效治疗肺气肿、肺源性心脏病、慢性支气管炎 所列病例皆为严重缺氧所致。吸氧能减缓患者缺氧症状和显著提高血氧饱和度，比单独用药物治疗疗效显著。

5.吸氧对糖尿病有辅助治疗效果 研究表明，糖尿病同机体缺氧有关。糖尿病患者毛细血管压明显偏低，导致组织细胞不能充分获氧，引起细胞功能和糖代谢的障碍。因此，对糖尿病患者实施氧疗已越来越引起医疗界的重视。

拓展训练

患者，男性，50岁，因“胸痛1小时”来院就诊。既往有冠心病、高血压病史。步入病房，诉胸骨中下段疼痛明显，并放射至左肩，呈压榨性疼痛，大汗，面色苍白。入院后给予氧气吸入。责任医生应如何对其进行饮食指导?

临床思维分析：高血压患者的饮食指导。

(1)限制钠盐摄入，每天应低于6g。

(2)保证充足的钾、钙摄入。

(3)减少脂肪摄入。

(4)增加粗纤维食物的摄入。

(5)戒烟限酒。

(6)控制体重，控制总热量摄入。

知识拓展

无限制吸氧的危害

如果不遵医嘱，盲目无限制吸氧，高浓度“氧疗”可导致并发症出现，这时反而抑制呼吸，发生氧中毒，出现胸骨后不适及疼痛，吸气时加重，咳嗽、呼吸困难等。

健康人在正常情况下，一般不会缺氧，并且输送到人体组织的氧总量超过组织氧耗量的。大气含有约20%的氧，这个数值是相对恒定的，空气污染只是增加一些杂质颗粒而已，并不会影响空气中氧的浓度，即使在人群密集的地区也完全可以满足人们的需要。另外，对人体来说，氧不能储存，况且人体血红蛋白携氧的能力也有限，因而吸氧并不能增加动脉血氧含量和改善脑的氧输出量。

没有可靠的论据证明吸氧有极明显的保健作用。需要强调的是：吸氧并不能益智，它仅是营养物质——糖在氧化代谢时的“助燃剂”。脑是机体中耗氧量最高的器官，强度脑力劳动时，脑氧量会有所增加，但很有限，通过自主调节增加血容量即可满足需要。健康人在正常情况下不必吸氧，只要多做些耗氧运动，如游泳、跑步等，即可加强心脏功能的锻炼。

任务三 双侧鼻导管吸氧 微课

PPT

导学情景

情景描述： 患者，男性，67岁，工人。患者主因“间断咳嗽、咳痰、喘息”十余年，加重4天，以慢性阻塞性肺病收住呼吸科。入院查体：T 38.7℃，P 88次/分，R 24次/分，BP 130/90mmHg，精神差，口唇发绀，呼吸急促，颈静脉怒张，肝-颈静脉回流征阳性，桶状胸，双肺呼吸音减弱。无药物过敏史。请立即给予吸氧。

学前导语： 案例中应采用双侧鼻导管法。该方法用于预防和纠正各种原因引起的缺氧状态。患者无不适，适用于长期吸氧的患者。

双侧鼻导管法是将双侧鼻导管插入鼻孔内1cm，从而提高患者的动脉血氧分压（PaO_2）和动脉血氧饱和度（SaO_2）。

一、评估

1.患者的病情、治疗情况、缺氧程度、血气分析的结果。

2.患者鼻腔有无分泌物、有无鼻中隔偏曲。

3.患者心理状态、合作程度、接受健康教育的能力。

4.供氧设备条件。

二、准备

1.操作者准备 衣帽整洁，洗手，戴口罩。

2.用物准备 氧气装置一套：氧气瓶或中心供氧装置、湿化瓶（内盛湿化液）、氧气表等；治疗盘内备：双侧鼻导管，弯盘、纱布、棉签、氧气记录单、扳手等。

另外，患者床旁桌上置盛有温开水的水杯；人工气道吸氧可备“复合式人工鼻/过滤器”，非一次性用品需备输氧管和玻璃接管。

3.患者准备 了解操作目的和方法；愿意配合，体位舒适。

4.环境准备 周围5m内无明火，1m内无热装置。

三、实施

具体实施步骤见表4-4。

表4-4　双侧鼻导管吸氧

操作流程	操作步骤	操作依据
装氧气表	**氧气筒吸氧法(在治疗室内进行)**	
	①冲气除尘：打开氧气筒上的总开关，放出少量氧气，立即关好	以冲掉气门上的灰尘
	②安装氧气表：用手初步拧紧旋钮，使氧气表后倾约15°，再用扳手旋紧，使氧气表直立，接好湿化瓶	以便用手扳好扳紧后表可直立
	③检查：确认流量调节阀关好后，打开总开关，再开流量调节阀，检查是否通畅、漏气，关闭流量调节阀，推至病床旁备用	
	中心供氧吸氧法(在患者床头进行)	
	将消毒处理过的给氧装置携至床边，右手持氧气流量表及湿化瓶，对准床头墙上中心供氧装置的氧气输出插座孔插入，听到“咔嚓”声即为接好	
核对解释	核对患者床头牌或床尾卡，呼唤患者姓名，解释操作目的，检查患者鼻腔	取得理解并使之配合操作者完成操作
实施	①用湿棉签清洁两侧鼻腔	
	②连接一次性吸氧管	
	③根据医嘱调节氧流量	轻度缺氧1～2L/min，中度缺氧2～4L/min，重度缺氧4～6L/min，小儿1～2L/min
	④吸氧管插入温开水中润滑，并检查氧气流出是否通畅、有无漏气	
	⑤将吸氧管轻轻插入患者双侧鼻孔(深约1cm)，耳后固定，松紧适宜	
	⑥记录患者床号、姓名、用氧开始时间及流量，操作者签名；再次确认吸氧装置无漏气、流量表指针与流量正确；观察患者缺氧状况是否改善等	便于对照
	⑦向患者和家属解释用氧的安全知识：如不吸烟、不随意改变氧气流量、不振动氧气瓶、不用油手或油抹布接触氧气装置等	防止操作不当，引起组织损伤
	⑧用氧毕，取下别针，拔出吸氧管，放入弯盘；关氧气(先关流量表，再关总开关，再开流量表，放余气，再关流量表)；安置患者于舒适体位	
整理用物	分类消毒处理(湿化瓶、弯盘等用化学消毒液浸泡，一次性吸氧管用后弃于医用垃圾袋内，集中处理)；洗手，记录停止用氧时间、患者主诉、氧疗效果	防止交叉感染
卸氧气表	氧气筒内的氧气用至0.5MPa或5kg/cm^{2}时，将氧气表卸下，为再次充氧做准备	防止灰尘进入氧气瓶，导致再次充气时发生爆炸

四、评价

1.患者的缺氧状态得到改善，用氧安全。

2.沟通有效，患者及家属能说出用氧的目的、用氧安全措施并能配合操作。

五、注意事项

1.严格遵守操作规程 ①先调后用：指按病情先调节流量，然后吸氧。②先拔后关：指停用氧时先拔出鼻导管或鼻塞，再关闭氧气开关。③先分离后调节：指中途改变氧流量时，先将输氧管和鼻塞分离，调节好流量后再接上。以上三点都是为了避免用氧过程中，因关错开关导致大量的氧气突然冲入呼吸道而损伤呼吸道组织。

2.做到安全用氧 实施“四防”，即防火、防油、防热、防震。

3.确保患者用氧效果 观察患者缺氧症状改善情况，排除影响用氧效果的因素，按需调节流量。

4.持续给氧者要定时更换鼻塞等 使用鼻塞、头罩者，每日更换一次；使用面罩者，4～8小时更换一次；使用鼻导管给氧者，每日至少更换2次，双侧鼻孔交替插管，并及时清除鼻腔分泌物，防止鼻导管堵塞。

5.氧气筒内氧气不能用尽 压力表降至$5kg/cm^2$（0.5MPa）即不可再用，及时调换氧气筒。氧气筒应有“空”或“满”的标志，避免急用时搬错。

知识链接

吸氧术小技巧

无论采用哪种吸氧方法，其操作的共同点如下。

1.操作前应洗手，解释操作目的。

2.检查患者鼻腔，清洁两侧鼻孔。

3.检查吸氧装置是否通畅。

4.调节氧流量，记录给氧时间、氧流量。

5.操作完毕后，向患者及家属交代注意事项，清洁患者面部。

拓展训练

李某，男性，67岁，工人。患者主因“间断咳嗽、咳痰、喘息”十余年，加重4天，以慢性阻塞性肺病收住呼吸科。入院查体：T 38.7℃，P 88次/分，R 24次/分，BP 130/90mmHg，精神差，口唇发绀，呼吸急促，颈静脉怒张，肝-颈静脉回流征阳性，桶状胸，双肺呼吸音减弱，无药物过敏史，痰液无法排出。

临床思维分析：可采取哪些措施促进痰液排出？

1.经常翻身，变换体位。

2.轻轻叩击，以利于痰液排除。

3.鼓励患者进行深呼吸。

4.鼓励患者自己咳嗽。

5.痰液黏稠者给予雾化吸入。

6.吸痰。

知识拓展

氧疗适应证与注意事项

1.适应证 现代人生活节奏加快，脑力和体力消耗增大，尤其是脑力劳动者，由于大脑长期处于高度紧张状态，极易造成大脑缺氧，细胞缺乏内源氧，出现头昏、胸闷、疲惫、嗜睡、反应迟钝、注意力不集中等症状，严重时会影响正常的学习、工作和生活。有关专家认为，城市中至少有10%的人处于缺氧状态：一是生活于环境氧不足地方的人，二是消耗脑力太多的人，三是患缺氧性疾病的人。有关医学专家介绍，适当吸氧可明显改善下列症状。

（1）减轻脑力透支 超长时间的学习，缺乏必要的休息娱乐，加上对考试的紧张心情，很多学生患上了“考试综合征”，表现为精神疲惫、记忆力减退、反应迟钝、注意力不集中、学习效率降低等现象。坚持每天吸上几分钟氧气，症状就能得到明显改善。

（2）缓解工作压力 紧张的工作节奏之下，人们容易出现疲倦、头昏眼花、烦躁不安、呼吸不畅、食欲减退等症状，医学专家称之为“办公室综合征”。每日吸氧3~5分钟，能缓解神经紧张、心情烦躁等亚健康状态。

（3）支气管哮喘、慢性气管炎、肺气肿、心绞痛、呼吸及心力衰竭等疾病的家庭治疗 吸氧能显著提高血氧饱和度，缓解患者的痛苦，并节省昂贵的医疗费用。中老年人经常吸氧可预防心脑血管疾病，有益于健康长寿。

（4）孕妇保健 怀孕期间定期吸氧，可以提高孕妇的动脉血氧含量，有益于改善孕妇机体机能状态，有利于胎儿的生长发育。

（5）运动补氧 剧烈运动后及时补充氧气，可迅速改善气促、胸闷，消除疲劳，恢复体力。

2.注意事项

（1）室内严禁火源，以防火灾。

（2）氧气流须经过湿化瓶，以减轻对呼吸道黏膜的刺激。

（3）如长期氧疗，给氧流量应控制在2～4L/min，每天吸氧不得超过1小时，以防产生氧自由基而危害健康。

（4）鼻导管使用前应先检查是否通畅，每天更换两次，煮沸消毒10分钟备用，最好使用一次性吸氧管。

书网融合……

微课　　习题

任务四　卓越（助理）医师养成计划（二）

临床情景1

患者，女性，67岁。因活动后呼吸困难1周，加重，不能平卧5小时入院。需要给予吸氧治疗。

要求：请为患者行面罩吸氧。

评分标准（总分20分）

一、操作前准备（3分）

1.向患者解释吸氧目的并取得患者配合（1分）。

2.戴帽子、口罩（头发、鼻孔不外露）；洗手（口述）（1分）。

3.用手电筒检查患者鼻腔，用湿棉签清洁两侧鼻孔（1分）。

二、面罩吸氧操作过程（13分）

1.查看氧气表，确定氧气瓶内的氧气量，安装流量表及湿化瓶于氧气瓶或中心供氧装置上（2分）。

2.将氧气管与湿化瓶的氧气输出开口连接（1分）。

3.打开氧气瓶及流量表开关（如为中心供氧装置，则只需打开流量表开关）（1分）。

4.调节氧流量（1分）。

5.将氧气管置于水杯中，检查导管是否通畅（1分）。

6.将氧气管连接于面罩的进气孔上（2分）。

7.置面罩于患者口鼻部，调整好位置，松紧带固定，松紧适度（2分）。

8.观察吸氧情况，视病情调节氧流量（1分）。

9.记录给氧开始时间及氧流量（1.5分）。

10.操作结束后告知患者相关注意事项（0.5分）。

三、提问（2分）

1.面罩吸氧有哪些优缺点（1分）?

答：面罩吸氧的主要优点是吸氧浓度相对稳定，可按需调节，对鼻黏膜的刺激小（0.5分）。缺点是在一定程度上影响患者的咳痰、进食（0.5分）。

2.行鼻导管和鼻塞吸氧时，氧流量不能大于7L/min，为什么?（1分）

答：过大的流量会对局部黏膜产生刺激。

四、职业素质（2分）

1.操作前能以和蔼的态度告知患者配合的方法。操作中无菌观念强，动作规范，体现爱护患者的意识。操作结束后能告知患者相关注意事项（1分）。

2.着装整洁，仪表端庄，举止大方，语言文明，认真细致，表现出良好的职业素质（1分）。

临床情景2

周某，男性，70岁。胃大部分切除术后送回病房，拟给予吸氧治疗。

要求：请为患者行单侧鼻导管吸氧。

评分标准（总分20分）

一、操作前准备（3分）

1.向患者解释吸氧目的并取得患者配合（1分）。

2.戴帽子、口罩（头发、鼻孔不外露）；洗手（口述）（1分）。

3.用手电筒检查患者鼻腔，用湿棉签清洁两侧鼻孔（1分）。

二、单侧鼻导管吸氧操作过程（13分）

1.查看氧气表，确定氧气瓶内的氧气量，安装流量表及湿化瓶于氧气瓶或中心供氧装置上（2分）。

2.将氧气管及鼻导管与湿化瓶的氧气输出开口连接（1分）。

3.打开氧气瓶及流量表开关（如为中心供氧装置，则只需打开流量表开关）（1分）。

4.调节氧流量（1分）。

5.将鼻导管插入水杯中，检查导管是否通畅（1分）。

6.将鼻导管插入一侧鼻孔，其深度为鼻尖至耳垂或外道口距离的2/3（2分）。

7.用胶布将鼻导管固定于鼻翼和面颊部，清洁患者面部（1分）。

8.观察吸氧情况，视病情调节氧流量（1分）。

9.记录给氧开始时间及氧流量（2分）。

10.操作结束后告知患者相关注意事项（1分）。

三、提问（2分）

1.常用吸氧方法有哪些？（1分）

答：单侧鼻导管法、双侧鼻导管法、鼻塞法及面罩法（答出2项得1分）。

2.停止吸氧时，先取下鼻塞，再关流量表，对吗？为什么？（1分）

答：对（0.5分）。这样可以避免由于关闭流量表操作不当而造成患者的不适（0.5分）。

四、职业素质（2分）

1.操作前能以和蔼的态度告知患者配合的方法。操作中无菌观念强，动作规范，体现爱护患者的意识。操作结束后告知患者相关注意事项（1分）。

2.着装整洁，仪表端庄，举止大方，语言文明，认真细致，表现出良好的职业素质（1分）。

临床情景3

张某，男，21岁。突发胸闷5小时入院，诊断为自发性气胸，需要给予吸氧治疗。

要求：请为患者行双侧鼻导管吸氧。

评分标准（总分20分）

一、操作前准备（3分）

1.向患者解释吸氧目的并取得患者配合（1分）。

2.戴帽子、口罩（头发、鼻孔不外露）；洗手（口述）（1分）。

3.用手电筒检查患者鼻腔，用湿棉签清洁两侧鼻孔（1分）。

二、双侧鼻导管吸氧操作过程（13分）

1.查看氧气表，确定氧气瓶内的氧气量，安装流量表及湿化瓶于氧气瓶或中心供氧装置上（2分）。

2.将双侧鼻导管与湿化瓶的氧气输出开口连接（1分）。

3.打开氧气瓶及流量表开关（如为中心供氧装置，则只需打开流量表开关）（1分）。

4.调节氧流量（1分）。

5.将鼻导管插入水杯中，检查导管是否通畅（2分）。

6.将鼻导管插入双侧鼻前庭（2分）。

7.将鼻导管绕挂于双侧耳廓，并在颌下固定；清洁患者面部（1分）。

8.观察吸氧情况，视病情调节氧流量（1分）。

9.记录给氧开始时间及氧流量（1.5分）。

10.操作结束后告知患者相关注意事项（0.5分）。

三、提问（2分）

1.应用面罩法吸氧时，氧流量一般为多少？（1分）

答：调节氧流量至6～8L/min。

2.对慢性呼吸衰竭的患者进行吸氧治疗时，吸氧的原则是什么？（1分）

答：原则上给予低浓度吸氧。

四、职业素质（2分）

1.操作前能以和蔼的态度告知患者配合的方法。操作中无菌观念强，动作规范，体现爱护患者的意识。操作结束后能告知患者相关注意事项（1分）。

2.着装整洁，仪表端庄，举止大方，语言文明，认真细致，表现出良好的职业素质（1分）。

项目五　吸痰术

任务一　吸　痰 微课

PPT

导学情景

情景描述： 患者，男性，45岁，因咳嗽、咳痰1周入院。患者痰多，不易咳出。体检双肺可闻及痰鸣音。请为其进行电动吸引器法吸痰。

学前导语： 临床上常用的吸痰术是中心吸引装置吸痰法和电动吸引器吸痰法；紧急状态下可用50～100ml的注射器抽吸痰液；新生儿则以儿喉吸管清除口咽分泌物，以保持呼吸道通畅。

吸痰术（sputum suctioning）是利用机械吸引的方法，经口、鼻或人工气道将呼吸道分泌物吸除，以保持呼吸道通畅的一种治疗手段。该方法主要用于危重、昏迷、年老及全身麻醉后等因咳嗽无力、咳嗽反射迟钝或会厌功能不全而导致痰液不能有效咳出者，或可能将呕吐物误入气道者。为防止患者发生吸入性肺炎、呼吸困难、紫绀甚至窒息，必须及时吸出呼吸道的分泌物，保持呼吸道通畅。

一、评估

1.患者的年龄、神志、呼吸状况、是否有呼吸困难、听诊是否有痰鸣音。
2.患者的病情和治疗情况。
3.患者的口鼻黏膜是否正常，有无鼻中隔偏曲。
4.患者接受健康教育的能力，能够配合的程度。

二、准备

1.操作者准备　衣帽整洁，洗手，戴口罩。

2.用物准备

（1）中心吸引装置或电动吸引器（主要由马达、偏心轮、气体过滤器、压力表、安全瓶和储液瓶组成，瓶塞上有两个玻璃管，并有橡胶管与之相互连接。电动吸引器接上电源后，马达带动偏心轮，从吸气孔吸出瓶内的空气，并由排气孔排出，这样不断地循环转动，使瓶内产生负压，将痰液吸出。储液瓶内置100ml清水，按吸痰量投放含氯消毒剂），电插板。

（2）吸痰盘：无菌治疗碗或有盖罐2个（盛放生理盐水）、持物镊（或持物钳）1把、无菌纱布数块、吸痰管数根（一次性，成人12～14号、小儿8～12号）。

（3）另备弯盘、棉签、压舌板、手电筒；必要时备玻璃接管、张口器、舌钳。

（4）人工气道吸痰备物：无菌吸痰盘，20cm×30cm带盖方盘1只（盛无菌吸痰管数根），消毒止血钳1把（置于镊子罐内），镊子1把，换药碗、有盖罐（500ml）2个（各盛放无菌生理盐水和无菌纱布），5ml、10ml注射器各1支，盛放消毒液的小桶1只。

3.患者　了解操作目的和方法，愿意合作；体位适宜，头部转向操作者一侧，取下活动义齿，保存于冷开水中。

4.环境　病室整洁、安静、温湿度适宜、安全。

三、实施

具体实施步骤见表5-1和图5-1。

表5-1　电动吸引器吸痰

操作流程	操作步骤	操作依据
核对解释	携用物至患者床边，核对床号，呼唤患者姓名，解释操作目的	确认患者，防止发生差错事故
检查患者	协助患者取舒适卧位。检查患者口、鼻腔，如有活动性义齿应取下。将患者头偏向一侧（操作者侧）或后仰	
检查机器	将吸痰器放于适当位置，检查电源的电压与吸引器的电压是否相吻合，接通电源，打开吸引开关，检查吸引器的性能	
调节负压	①吸引负压：一般成人300～400mmHg（40.0～53.3kPa）；小儿按年龄调节，新生儿不超过100mmHg（13.3kPa）；婴幼儿100～200mmHg（13.3～26.6kPa）；儿童不超过300mmHg（39.9kPa） ②打开吸痰管，戴一次性手套，将手套背面的纸置于患者颌下，连接好吸痰管，并用生理盐水试吸，观察导管是否通畅，同时湿润吸痰管	避免压力过大而损伤气道黏膜
抽吸痰液	①一手持吸痰管尾部，另一手用持物钳夹住或戴手套持吸痰管头端 ②经口腔吸痰：反折吸痰管，将吸痰管由口腔插入咽喉部15cm左右（于患者吸气时，平稳、快速地将吸痰管插入） ③经鼻腔吸痰：如自口腔吸痰有困难，可经鼻腔插管吸痰（颅底骨折有脑脊液鼻漏的患者禁用），在患者吸气时平稳、快速地将吸痰管沿鼻道插入咽喉部20～25cm	

续表

操作流程	操作步骤	操作依据
抽吸痰液	④人工气道吸痰：打开方盘盖，取出硅胶吸痰管，将吸引管与吸痰管相连接，从插管或套管内放入吸痰管，清醒患者至有刺激性咳嗽再向上提拉2cm开始吸痰，昏迷患者至气管插管或内套管下方2～3cm开始吸痰	
	⑤手控吸引：为了避免负压吸伤黏膜，吸痰时动作要轻柔、迅速，从深部向上提拉，左右旋转，吸尽痰液；每次吸痰时间不超过15秒，反复进行直到痰液吸尽，导管退出后用生理盐水抽吸冲洗管腔	防止患者缺氧时间过长
	⑥操作完毕，一次性吸痰管丢弃于医用垃圾袋内；将连接管插入盛放消毒液的瓶内吸取少许溶液，冲洗管腔，冲洗后置于瓶中保存	防止交叉感染
	⑦痰液黏稠者，可使用超声波雾化吸入稀释痰液，同时进行翻身叩背以促进排痰	便于吸尽痰液
	⑧人工气道吸痰者如痰液黏稠，可于吸痰前在气管内滴入适量的湿化液，吸痰暂停时，吸痰管提出后用无菌生理盐水冲洗管腔，其余同上述吸痰法	
观察交流	吸痰前观察患者的呼吸情况，可视情况增加氧气吸入量。吸痰过程中，观察患者面色及呼吸是否改善，观察吸出物的性质、颜色，同时检查口鼻黏膜有无损伤	
整理记录	擦净患者的面部；倾倒储液瓶内容物；整理用物，硅胶吸痰管用后经浸泡消毒、清洗、晾干后高压灭菌备用；洗手，记录吸痰的时间、患者反应、效果评价	

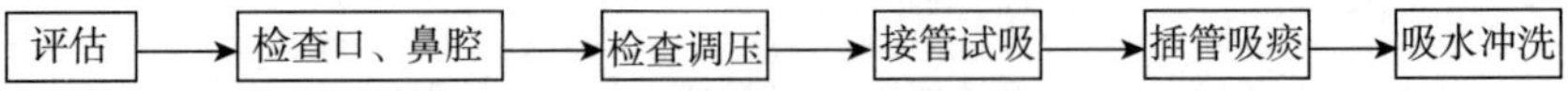

图 5-1　吸痰术操作简图

四、评价

1.患者的缺氧状态得到改善。

2.沟通有效，患者有安全感。

五、注意事项

1.严格无菌观念　人工气道吸痰要严格执行无菌操作，并加强口腔护理。

2.密切观察病情　使用呼吸机或缺氧严重患者，吸痰前可加大氧流量，再行吸痰操作。吸痰的间隔时间据情况而定，当发现喉头有痰鸣音或排痰不畅时，应及时抽吸。痰液黏稠者注意实施辅助排痰措施（雾化吸入、叩拍背部等）。

3.保证患者的吸痰安全　插管时不能有负压，并按规定调整吸痰负压。吸痰时注意动作规范，左右旋转、上下提拉，以防患者吸痰部位黏膜受损。一次吸引时间不超过15秒，连续吸引总时间不超过3分钟。痰未吸尽时，间隔3～5分钟再抽吸，以免连续吸引时间过长而影响患者的呼吸。

4.保护吸引器的机器免于受损　储液瓶内的液体应及时倾倒，一般不超过瓶体的2/3。吸引管和储液瓶每天更换消毒，吸出的痰液按规定消毒后再倾倒。

知识链接

吸痰的禁忌证及常见并发症

1.禁忌证

（1）鼻咽部有癌肿或者有鼻咽部有比较严重的急性炎症反应患者。

（2）胃底食管静脉出现曲张，有上消化道出血。

（3）目前患者出现心力衰竭以及重度高血压患者。

（4）吞服具有腐蚀性药物的患者。

（5）颅底骨折患者禁用鼻导管吸痰。

2.常见并发症

（1）低氧血症　吸痰时常会出现不同程度的低氧血症，考虑与吸引时供氧中断或吸痰时间过长，腹压过大或患者本身因素有关。

（2）气道黏膜损伤　考虑与吸引时负压过高，频繁吸痰，在同一部位长时间吸引，插管动作粗暴，吸痰管选择不当有关。

（3）心律失常　与吸痰不及时导致通气量降低甚至窒息，吸引负压过大，吸痰管插入过深有关。

（4）支气管痉挛　考虑与吸痰时因对气管黏膜的直接刺激而引起迷走神经兴奋有关。

（5）感染　考虑与操作过程中无菌观念不强、无菌意识不够有关。

（6）误吸　吸痰时对气管黏膜的刺激可引起呛咳、呃逆甚至呕吐，从而导致误吸。

拓展训练

吸痰过程中吸出淡红色血性液体是什么原因？该如何处理？

临床思维分析：黏膜损伤的处理。

1.用口泰（或多贝尔氏液）、过氧化氢溶液（双氧水）、碳酸氢钠溶液清洗口腔以预防感染。

2.鼻腔黏膜损伤者，可外涂四环素软膏。

知识拓展

吸痰器

吸痰器主要有电动式多功能负压吸痰器和简易手动吸痰器。一般常用的是电动式，具有电源开关和手控开关，利用负压原理进行吸痰和口腔护理。用于对伤病员进行常规吸痰、气管切开等处理，适用于部队战救医疗以及医院或家用有呼吸道黏液或呕吐时的及时吸痰处理。

简易手动吸痰器可应用于运输途中和野外的吸痰抢救，具有无电源、体积小、重量轻、吸引力大、结构紧凑、便于携带、成本低、坚固耐用等特点。

市场上的吸痰器多数为电动式，手控操作简单方便，简单易学。但在无电源途中及战救情况下，对伤病员进行常规吸痰、气管切开等处理就成为一大难题。因此，对暂时抗窒息器材的研究更为迫切。一种轻便的手动吸痰器应运而生。

手动吸痰器由唧筒、活塞、手柄、储痰室、吸痰管和排痰管接头组成。其由铝合金制成，长22cm，重270g，吸痰管接头内径最狭窄处大于电动吸痰器的相应部位。使用时，抽拉一次可产生60kPa（450mmHg）的负压，连续两次抽拉即可产生80kPa（600mmHg）的负压。其吸力大于常用电动吸引器。

使用方法如下。

（1）安装好吸痰管和排痰管（吸痰管接头在唧筒中央，排痰管接头在一侧，切勿颠倒）。

（2）先进行吸水试验，检查吸痰器是否漏水、漏气，排出时有无反气，如吸痰管有反气，则不能使用。

（3）证明性能良好后，一人持吸痰器反复抽拉手柄，另一人即可用吸痰器吸痰，熟练者也可一人操作。痰液吸出后，应随时吸水冲净储痰室内积痰。

（4）在室内吸痰时应将排痰管置于瓶内，防止痰液外溅。

（5）使用中应注意勿抽拉过快、过猛，以防负压过大损伤口、鼻腔黏膜组织。

（6）用完后应吸清水洗净，吸痰管常规消毒，吸痰器及排痰管吸消毒液消毒后备用。

书网融合……

微课　　习题

任务二　卓越（助理）医师养成计划（三）

临床情景

程某，72岁。因咳嗽、咳痰、气喘、发热5天，痰黏稠不易咳出入院，此次呼吸困难加重2小时，现需要吸痰处理。

要求：请为患者（医学模拟人）吸痰。

评分标准（总分20分）

一、操作前准备（4分）

1.告知患者操作目的，取得患者配合（0.5分）。

2.患者取半卧位或仰卧位（1分）。

3.吸痰器接通电源，检查吸引器性能是否良好、吸引管是否通畅，调节负压在40～53.3kPa（300～400mmHg）（2分）。

4.戴帽子、口罩（头发、鼻孔不外露）和手套（0.5分）。

二、吸痰操作过程（12分）

1.连接吸痰管，试吸少量生理盐水以确定其通畅并湿润导管（1分）。

2.一手反折吸痰管末端，另一手持其前端，向口腔中插入吸痰管（2分）。

3.松开吸痰管末端反折，吸尽口腔和咽喉部的分泌物（2分）。

4.更换吸痰管，进行气管深部吸痰（1分）。

5.一手反折吸痰管末端，另一手持其前端，在无负压的状态下，经一侧鼻孔在患者吸气时插入至气管深部（2分）。

6.吸痰时以轻巧的动作左右旋转、上下提插，以便吸尽痰液（1.5分）。

7.吸痰后抽吸生理盐水冲洗管道，关闭吸引器开关（1分）。

8.处理吸痰管，脱手套，整理操作器械（1分）。

9.操作结束后能告知患者相关注意事项（0.5分）。

三、提问（2分）

1.吸痰时，为什么口咽部吸痰后要更换吸痰管再行气道深部吸痰？（1分）

答：为了避免口腔细菌污染深部气道。

2.年轻患者受凉后出现咳嗽、痰多，除用药治疗外，是否需要吸痰辅助治疗？为什么？（1分）

答：不需要（0.5分）。患者可以通过咳嗽自主排痰。吸痰只是针对一些呼吸功能不全而且自己不能排出分泌物的患者（0.5分）。

四、职业素质（2分）

1.操作前能以和蔼的态度告知患者操作的目的。操作中无菌观念强，动作规范，体现爱护患者的意识。操作结束后能告知患者相关注意事项（1分）。

2.着装整洁，仪表端庄，认真细致，表现出良好的职业素质（1分）。

项目六　胃管置入术

任务一　鼻胃管置入术 微课

PPT

导学情景

情景描述：患者，男性，73岁。因脑出血入院，经治疗后，病情得到控制。目前患者意识清醒，但体质较弱，仍不能说话及正常吞咽。医嘱要求给予鼻饲，补充营养。

学前导语：临床上对于不能由口进食或拒绝进食的患者，为满足其营养和治疗的需要，常常通过导管供给其营养物质、水分或药物，这种方法称为管饲法。根据导管插入的途径，可分为如下几种。①口胃管：导管由口腔插至胃内。②鼻胃管（鼻饲法）：导管经鼻腔插至胃内。③鼻肠管：导管由鼻腔插入小肠。④胃造瘘管：导管经胃造瘘口插至胃内。⑤空肠造瘘管：导管经空肠造瘘口插至空肠内。本任务主要介绍鼻胃管。

鼻饲法（nasogastric gavage）是将导管经鼻腔插至胃内，从管内注入流质食物、营养液、水分和药物的方法。鼻饲法常用于：昏迷患者或不能经口进食者，如口腔疾患、口腔手术后的患者；不能张口的患者，如破伤风患者；早产儿和病情危重的患者；拒绝进食的患者，如精神疾病患者、有自杀倾向者等。

一、评估

1.**患者病情及神志状态**　有无意识模糊、昏迷，以确定插管时的体位及配合程度等。

2.**患者鼻腔情况**　有无黏膜破损、肿胀、炎症、息肉、鼻中隔偏曲等影响插管的因素。

3.**患者与家属接受健康教育的能力**　患者与家属的文化程度、理解能力、心理状态。

二、准备

1.**操作者准备**　衣帽整洁，洗手，戴口罩。

2.用物准备

(1)一次性胃管包，50ml注射器、纱布。

(2)治疗盘内放：棉签、胶布、夹子或橡胶圈、安全别针、弯盘、听诊器、手电筒、适量温开水、流质饮食200ml(38～40℃)。

(3)治疗盘(拔管时用)内放：治疗碗(内有纱布)、弯盘、75%乙醇、松节油、棉签等。

3.患者准备　理解操作、愿意合作、有安全感。取适当体位，戴眼镜或有活动的义齿者应取下并妥善放置。

4.环境准备　病室安静、整洁，光线充足，必要时用屏风遮挡。

三、实施

具体实施步骤见表6-1和图6-1。

表6-1　鼻饲法

操作流程	操作步骤	操作依据
准备	①洗手，戴口罩 ②备齐用物，携至患者床旁	防止交叉感染
核对解释	根据医嘱查对患者的床号和姓名，并向其解释操作目的和步骤	减轻患者的焦虑，取得理解并能使之配合操作者完成操作
安置体位	协助患者选择合适的坐位、半坐位，无法坐起者取右侧卧位	①坐位或半坐位可减轻胃管通过鼻咽部时引起的呕吐反射，使胃管易于插入 ②坐位或右侧卧位可防止呕吐物进入气管而引起窒息 ③右侧卧位有利于食物进入十二指肠
铺巾置盘	取下义齿，将治疗巾铺于患者颌下，确定剑突位置，并在颌下放弯盘	①防止污染被服 ②明确插管长度
清洁鼻腔	交替按压一侧鼻孔，让患者呼吸，选择通畅一侧，用棉签清洁鼻腔。备两条胶布	①评估有无鼻腔疾患 ②防止导管被鼻腔内容物堵塞
测量长度	打开胃管包，检查胃管是否通畅，测量胃管插入的长度并做标记。插入长度为前额发际至胸骨剑突，或由鼻尖经耳垂至胸骨剑突处的距离。一般成人长度为45～55cm	以保证胃管插至胃内
润滑胃管	用石蜡油润滑胃管前段10～20cm	以减少插管阻力
插入胃管	①清醒患者插管：一手持纱布托住盘曲的胃管，另一手持镊子夹持胃管的前端，沿一侧鼻孔缓缓插入，至咽喉部(插入14～16cm)时，嘱患者做吞咽动作，同时迅速将胃管插至所需长度	有利于胃管入胃，并减少胃管对食管的损伤
鼻胃管置入	②昏迷患者插管：置患者于去枕仰卧位，头向后仰，当胃管插入15cm(会厌部)时，托起患者头部，使下颌靠近胸骨柄，缓缓插入所需长度	①头向后仰可避免胃管误入气管 ②以增大咽喉部通道的弧度，便于胃管顺利通过会厌部

续表

操作流程	操作步骤	操作依据
插入胃管	③检查胃管是否盘曲在口腔内	
确定入胃	确定胃管在胃内的方法有三种： ①接注射器抽吸有胃液抽出 ②将听诊器置于胃部，用注射器快速注入10ml空气，在胃部能听到气过水声 ③将胃管末端放入水杯，无气泡逸出	
固定胃管	用胶布固定胃管于鼻翼及面颊	防止胃管脱出
灌注溶液	打开胃管开口端，接注射器缓慢注入少量温开水（不少于10ml），然后注入流质饮食或药物。注入完毕，再注入少量温开水（成人：一般为20～30ml）	灌入鼻饲液前注入少量温开水可湿润胃管管腔，防止食物黏附于管壁；灌入鼻饲液后注入少量温开水，清洁管道中存留的食物残渣排出，减少细菌生长
	注意： ①每次灌食前应先确定胃管在胃内，并检查管腔的通畅性；灌注药物前，应将药物研碎，溶解后灌入 ②每次鼻饲量不应超过200ml，间隔时间不少于2小时	
	③三避免：避免灌入空气，避免灌入速度过快，避免过冷或过热	①灌入空气易致腹胀 ②灌注速度过快易引起不适 ③鼻饲液温度应保持在38～40℃，以防不适或烫伤黏膜
管端固定	用鼻胃管栓子塞住开口，用纱布包好，用橡皮圈系紧或用夹子夹紧，用安全别针固定于衣服上	防止胃管脱出
整理清洁	①帮助患者清洁口鼻分泌物，取下治疗巾，整理床单位，协助患者维持原坐卧位20～30分钟	①保持口腔干净和湿润，增加舒适感 ②以便于消化和吸收
	②用物分类处理	
	③洗手并记录鼻饲物的种类、量以及患者的反应等	洗手能阻止微生物的传播
健康教育	向患者及家属讲解鼻饲喂食时应注意的事项，如食物的温度、量，胃管的冲洗，卧位，喂食的时间，胃管的更换时间，不良反应，口腔护理，等等	
拔出胃管	①携用物至患者床旁，核对并解释，戴清洁手套，置弯盘于患者颌下，揭去胶布	
	②将胃管尾端塞紧或用血管钳、管夹夹住鼻胃管的末端	预防拔管时管内液体流出而进入气管

续表

操作流程	操作步骤	操作依据
拔出胃管	③一手用纱布包裹近鼻孔处的胃管，先轻轻前后移动，再嘱患者做深呼吸，待缓慢呼气时，另一手轻快地将胃管拔出，并用纱布包住胃管，放于弯盘内或医用垃圾袋内	以防鼻胃管粘连而损伤黏膜，并保持纱布包裹胃管姿势，以便拔管时边拔管边擦拭管壁
	为昏迷患者拔管时，拔至咽喉处时速度要快	快速拔管可防止液体滴入气管
	置胃管于弯盘内，移出患者视线	
	注意：长期鼻饲者应定期更换胃管，普通胃管每周更换一次，硅胶管每月更换一次。更换时，应于当晚最后一次灌食后拔出，第二天早晨从另一侧鼻孔插入	
整理记录	清洁患者口鼻及面部，用松节油擦去胶布痕迹，再用酒精将松节油擦净。协助患者漱口或做口腔护理。清理用物，整理床单位，协助患者取舒适卧位。记录拔管时间及患者反应	

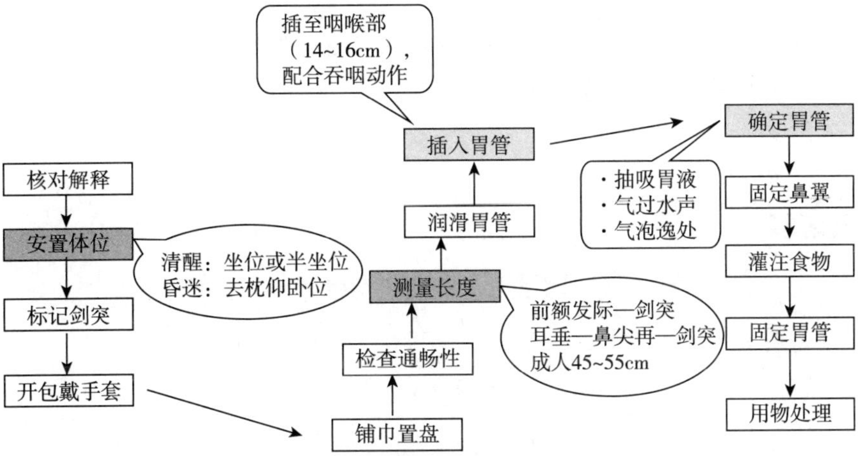

图 6–1　鼻饲法操作简图

四、评价

1.操作方法正确，动作轻柔，无黏膜损伤及其他并发症。

2.胃管正确地插至胃内，无脱出。

3.患者能理解并配合操作。

4.患者获得基本的营养和必需的药物。

五、注意事项

1.插管动作要轻稳，特别是在通过食管的三个狭窄处时，以避免损伤食管黏膜。

2.在插管过程中患者出现恶心时，应暂停片刻，嘱患者做深呼吸，以分散患者的注意力，缓解紧张，减轻胃肌收缩；插入不畅时，切忌硬性插入，应检查胃管是否盘在口咽部，可将胃管拔出少许后再插入。

3.昏迷患者插管时，应将患者头向后仰，当胃管插至会厌部（约15cm）时，左手托起头部，使下颌靠近胸骨柄，加大咽部通道的弧度，使管端沿后壁滑行，插至所需长度。

知识链接

胃管置入术禁忌证

1.鼻咽部有癌肿或急性炎症的患者。

2.食管静脉曲张，上消化道出血，胃炎，食管、贲门狭窄或梗阻，心力衰竭和重度高血压患者。

3.吞食腐蚀性药物的患者。

拓展训练

在插管过程中，患者出现呛咳、呼吸困难是什么原因？该如何处理？

临床思维分析：胃管插入气管的处理。

应立即拔管，重新插入。

知识拓展

胃管置入术知情同意书

在进行胃管置入术前，应签署知情同意书（表6-2）。

表6-2　胃管置入术知情同意书

姓名		性别		年龄	岁	床号		住院号	

病情介绍和治疗建议

医务人员已告知我患有____________________，需要进行胃管置入术。

胃管置入术目的

□洗胃：以清除胃内毒物，减少毒物吸收。

□鼻饲：患者不能由口进食物、水和药物，为保证患者能摄入足够的蛋白质与热量及治疗中所需服用的药物。

□胃肠减压：利用吸引的原理，帮助患者将积聚于胃肠道内的气体和液体排出，从而降低胃肠道内的压力及张力。

□其他

续表

胃管置入术可能出现的风险和并发症

我理解在插胃管过程中和留置期间，可能出现以下风险和并发症，尤其是对患有心脑血管疾患、胃溃疡、食管静脉曲张及食管肿瘤等患者，风险性可能加大，严重者可危及患者生命。

1.鼻腔出血

2.恶心、呕吐，甚至造成误吸或窒息

3.刺激迷走神经引起心律失常甚至呼吸、心跳骤停

4.各种原因导致插管失败、咽喉部黏膜损伤

5.可导致胃出血或胃穿孔

对于上述可能发生的风险和意外，医护人员会采取积极全面的预防措施；我理解根据我个人的病情，我可能出现上述所交代并发症以外的风险，一旦发生，医护人员会采取积极的应对抢救措施。

患者或家属知情选择

医务人员已向我告知此项操作可能发生的并发症和风险，以及拒绝实施可能造成对治疗的影响，我并未得到操作百分百成功的许诺。

患者同意签名　　　　不同意签名　　　　签名日期　　　　年　　月　　日

如果患者无法签署知情同意书，请其授权的亲属在此签名：

患者授权亲属同意签名　　　　不同意签名　　　　与患者关系　　　　日期　　年　　月　　日

医务人员陈述

我将严格按照技术操作规范操作，以尽量降低风险。并已告知患者/家属此技术操作中可能发生的并发症和风险，解答了患者/家属关于此项操作的相关问题。

医务人员签名　　　　签名日期　　年　　月　　日

书网融合……

微课　　习题

任务二　卓越（助理）医师养成计划（四）

临床情景

黄某，50岁。因口腔手术无法经口进食，目前需要给患者插胃管。

要求：请为患者插胃管并喂食。

评分标准（总分20分）

一、操作前准备（4分）

1.戴帽子、口罩（头发、鼻孔不外露），洗手（口述）（0.5分）。

2.物品准备：盛水的治疗碗、一次性胃管包、棉签、弯盘、别针、听诊器、胶布（1分）。

3.告知患者操作的目的并取得病人的配合（0.5分）。

4.协助患者取半卧位，戴手套，铺治疗巾，置弯盘于患者口角旁（1分）。

5.检查患者鼻腔，用湿棉签清洁鼻孔（1分）。

二、插胃管操作过程（12分）

1.取出胃管，测量需要插入的长度（或看清刻度）（1分）。

2.用石蜡油涂抹需要插入的胃管部分（1分）。

3.沿选定的鼻孔插入胃管，插入14～16cm（咽喉部）时，嘱患者做吞咽动作，并在吞咽时顺势将胃管向前推进，直至预定长度（45～55cm）（2分）。

4.检查胃管是否盘曲在口中（2分）。

5.确定胃管是否在胃腔内（2分）。

6.用胶布将胃管固定于鼻翼及面颊部（1分）。

7.打流食（按温水、流食、温水的顺序）（1.5分）

8.用别针将胃管固定于衣领处，清洁患者面部（1分）。

9.撤治疗巾，操作结束后告知患者相关注意事项（0.5分）。

三、提问（2分）

1.昏迷的患者插胃管时，如何调整患者头位以使之配合操作？（1分）

答：先使患者头部后仰，当胃管插入会厌部（约15cm）时，左手托起患者头部，使其下颌靠近胸骨柄，这样可加大咽部通道的弧度，使胃管沿后壁滑行插入。

2.流食温度一般为多少？（1分）

答：38～40℃。

四、职业素质（2分）

1.操作前能以和蔼的态度告知患者操作的目的，取得患者的配合。操作中无菌观念强，动作规范，体现爱护患者的意识。操作结束后能告知患者相关注意事项（1分）。

2.着装整洁，仪表端庄，认真细致，表现出良好的职业素质（1分）。

项目七　导尿术

任务一　女性患者留置导尿术 微课1

PPT

☞ 导学情景

情景描述：患者，女性，65岁。神志改变3天入院。既往有高血压史。体检：T 39℃，浅昏迷。家属诉24小时未排尿。请给该患者进行留置导尿。

学前导语：导尿术是将导尿管经尿道插入膀胱而引出尿液。目的是解除尿潴留，采取不污染的尿液标本做检查，测定残余尿，测定膀胱冷热感、容量、压力，注入造影剂或药物以帮助诊断或治疗等。

导尿术（catheterization）是在无菌操作下，将无菌导尿管经尿道插入膀胱而引出尿液的方法。

留置导尿术（retention catheterization）是导尿后将导尿管保留在膀胱内，引流出尿液的方法。

一、评估

1.患者一般病情及导尿目的　了解患者的临床诊断、意识状态、生命体征、自理能力、排尿及当前治疗情况和导尿的目的。

2.患者膀胱充盈程度及外阴部位皮肤黏膜情况　根据需要，检查患者膀胱充盈程度及外阴部皮肤黏膜情况。

3.患者合作程度及接受健康教育的能力　患者和（或）家属的文化程度、理解能力、心理状态及是否能清洁外阴。

二、准备

1.操作者准备　衣帽整洁，洗手，戴口罩。

2.用物准备　①一次性无菌导尿包。②其他用物：治疗盘1只，橡胶单和治疗巾各1块（或一次性尿垫），大毛巾。

3.患者和（或）家属准备　了解导尿的目的、意义、一般操作过程和操作中的配合要点；根据能力做好清洁外阴等导尿前的准备工作（不能清洗外阴者，操作者协助其完成清洗工作)。

4.环境准备 病室安静、整洁、采光充足、温度合适。酌情关闭门窗，或用屏风、隔帘遮挡患者。请无关人员回避。

三、实施

具体实施步骤见表7-1和图7-1。

表7-1 女性患者留置导尿

操作流程	操作步骤	操作依据
核对解释	备齐用物，携至患者床旁，核对患者床号、姓名。确认外阴清洗工作，并再向其说明操作中应配合的要点	确认患者，取得合作，便于无菌操作顺利进行
检查环境	检查病室内温度、光线、床边遮挡情况	体贴患者，保护隐私，维护其自尊
取体位	操作者立于患者右侧，请患者配合。帮助患者脱去对侧裤腿，盖于近侧腿上，并盖上浴巾；对侧下肢用棉被或毛毯遮盖(注意遮盖前胸和腹部)	给予适当言语支持，消除紧张心理。注意保暖，避免过多暴露身体其他部位，体现爱伤观念
暴露外阴	患者取仰卧位，两腿屈膝外展，充分暴露外阴	充分暴露外阴，便于消毒、无菌操作及导尿管插入
清洗外阴	帮助不能清洗外阴者清洗外阴	保持外阴清洁，增强初步外阴消毒效果，减少尿路逆行感染的机会
初步消毒外阴及尿道口	①将橡胶单和治疗巾(或一次性尿布)垫于臀下	防止污染床单
	②打开一次性导尿包上层，取出消毒盘置于患者双腿间，将碘伏棉球挤入消毒盘，左手戴手套，右手持小镊子夹碘伏棉球消毒外阴，其顺序是“自上而下，由外向内”，分三层消毒，不留空隙；每个部位的消毒次数视患者清洁程度而定，但至少1次(先横向擦洗阴阜2～3次，后由两侧腹股沟至大阴唇分别纵向擦洗约3次；再左手拇、食指分开大阴唇，同样方法消毒两侧大小阴唇皮肤皱褶；最后左手拇指、食指再分开两侧小阴唇皮肤，同样方法消毒小阴唇两侧内侧壁及尿道口)	操作者动作轻柔，镊子夹棉球时不露出镊子尖端，防损伤局部皮肤黏膜。每个棉球限用1次。镊子不可接触肛门
	③脱手套丢弃于弯盘内，弯盘置于治疗车下层或床尾处	污染物应离开无菌区域，以免造成污染
打开导尿包	①嘱咐患者维持原有体位，勿伸展肢体	防止污染无菌区或无菌物品
	②在患者两腿之间徒手按无菌技术打开导尿包下层	严格执行无菌技术，按无菌包打开法打开导尿包

续表

操作流程	操作步骤	操作依据
戴无菌手套、铺孔巾	戴上无菌手套后，左手在前，右手在后，捏住孔巾两个角的上面，向内反卷铺孔巾，注意孔巾与无菌包内面重叠（不留空隙）形成一整体无菌区域	①避免跨越无菌区和手套被污染 ②扩大无菌区，便于操作
检查、润滑尿管	取出导尿管，并检查导尿管是否通畅，气囊（水囊）是否漏气（漏水），润滑导尿管前端至插入的长度，将导尿管和镊子放于一弯盘内，置于无菌区一侧	便于插入，减少对尿道黏膜的刺激和损伤；也防尿管偏细，造成漏尿
再次消毒尿道口	①将碘伏棉球挤入另一弯盘，并移近外阴处，左手拇指、食指分开固定小阴唇至插导尿管结束，暴露尿道口	避免消毒后的污染的棉球污染消毒棉球或其他无菌物品 避免已消毒的尿道口再污染及已暴露的尿道外口再被小阴唇覆盖；某些已生育的妇女因产伤，或某些老年妇女因尿道口回缩，更不易辨认尿道口，以免误插入阴道。一旦误插入阴道，应立即拔出导尿管，更换灭菌导尿管后再插入
	②污染棉球及小镊子置于弯盘内，妥善移至床尾 ③右手持无菌小镊子夹消毒棉球，按尿道口、小阴唇两侧内侧壁、尿道口顺序再次消毒，于尿道口棉球可稍停片刻	
插导尿管	嘱咐清醒患者张口呼吸，右手将盛有导尿管的弯盘移至孔巾口旁，用镊子持导尿管轻轻插入尿道6～8cm，见尿液流出后再插入7～10cm	张口呼吸利于患者腹部和尿道括约肌松弛，利于插管。插管动作轻柔、缓慢，避免损伤尿道黏膜
固定导尿管	松开固定小阴唇的手指，向球囊内注入生理盐水（空气）15～20ml以固定导尿管，缓慢向外牵引导尿管至遇到阻力时为止	固定导尿管，防止因患者屏气、咳嗽、打喷嚏等引起导尿管插入部分向外滑脱
留尿标本	如需做尿培养，用无菌标本瓶接取中段尿约5ml，盖好瓶盖，置合适处	防止尿标本被污染
引流尿液	①连接引流袋 ②注意询问患者感受及观察患者的反应。对膀胱高度膨胀且又极度虚弱的患者，注意第一次导尿量勿超过1000ml	 防止腹腔内压突然降低，大量血液滞留于腹腔血管内，造成血压下降，而产生虚脱，或因膀胱内压力突然降低，导致膀胱内壁黏膜急剧充血，而引起血尿
结束导尿	撤去孔巾，擦净外阴，脱去手套，取出橡胶单和治疗巾，清理用物置于治疗车下层。协助患者穿裤，取舒适卧位。整理床单位，撤走用物并按规定分类处理。洗手	及时遮挡和保暖，体现爱伤观念
观察、记录	观察患者及尿液，记录导尿的时间，导出尿液的量、颜色、性质，患者的反应等	勤于观察，能及时获得临床第一手资料，为医疗、护理工作提供决策依据
送检标本	及时送检标本	保证检验结果的准确性

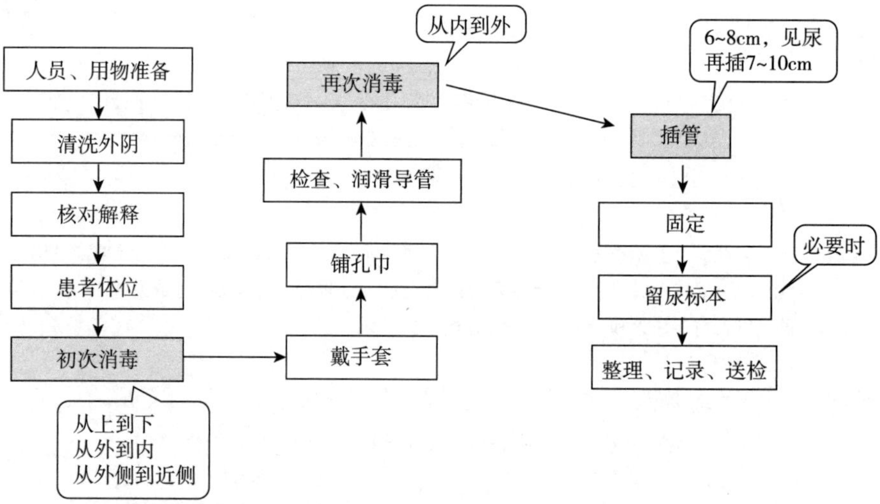

图 7-1　女性患者留置导尿术操作简图

四、评价

1.患者无痛苦，未着凉，感觉安全、自尊得到维护。

2.沟通有效，导尿操作过程顺利、符合无菌要求。

五、注意事项

1.用物必须严格消毒灭菌，并按无菌操作进行，以防感染。

2.导尿管如误入阴道，应更换导尿管后重新插入。

3.选择光滑且粗细适宜的导尿管，插管动作应轻慢，以免损伤尿道黏膜。

4.若膀胱高度膨胀，患者又极度衰弱时，第一次放尿不应超过1000ml。

知识链接

导尿术适应证和禁忌证

1.导尿术适应证

（1）盆腔手术前留置导尿管，使术中膀胱保持空虚，以防术中误伤膀胱。

（2）某些泌尿系统疾病手术后留置导尿管，便于引流和冲洗，可减轻手术切口的张力，利于切口愈合。

（3）某些大手术后或大面积烧伤，以及休克、危重患者的救治，可通过观察尿液量、性状的变化来监测肾功能，以便掌握病情动态等。或保护外阴部创面干燥而不受污染，以利于创面愈合。

（4）尿失禁或某些外阴部有创面的患者留置尿管，应保持外阴部清洁、干燥，预防感染。

（5）截瘫等所致尿潴留或尿失禁患者，可引流尿液，并可进行膀胱功能训练。

2.导尿术禁忌证

（1）急性下尿路感染。

（2）尿道狭窄或先天性尿道畸形。

（3）严重的出血性疾病。

（4）女性月经期。

拓展训练

某患者首次放尿后，出现面色苍白、出冷汗等现象，请处理。

临床思维分析：放尿后虚脱的处理。

（1）发现患者虚脱，应立即取平卧位或头低脚高位。

（2）给予温开水或糖水饮用，并用手指按压人中、内关、合谷等穴位，或针刺合谷、足三里。

（3）如经上述处理无效，应及时建立静脉通路，并立即抢救。

知识拓展

导尿术后的护理

1.预防或减少尿路逆行感染和结石的发生

（1）加强对患者及家属的健康教育　多饮水（病情许可，每日可饮水2000～3000ml，以达到生理性冲洗尿道的目的）、勤翻身、适当活动（床上或下床活动）、保持引流管通畅（避免引流管受压、折叠、堵塞）等。

（2）加强对患者的专项护理工作　加强对外阴部的清洗工作。特别是大小便失禁、女性患者，应防止或减少排泄物、分泌物对尿道口、尿道连接处的污染；每日按时用消毒液棉球擦洗外阴及尿道口至少2次；根据病情，按需更换导尿管、集尿袋（导尿管可每周换1次，集尿袋可每日换1次）。更换时，严格执行无菌操作，引流管及集尿袋均不可高于膀胱位置，防止尿液逆流。及时排放集尿袋内尿液（注意集尿袋内尿液勿排空，以保持引流系统的密闭性），并记录尿量；尿常规检查，每周1～2次。定期留取中段尿做细菌培养；加强巡视观察，认真倾听患者主诉。若发现尿液混浊、沉淀或出现结晶，应立即送检尿标本，并做好膀胱冲洗工作。

2.训练膀胱反射功能　采用间歇性夹管方式，夹闭导尿管，每3～4小时开放1次（根据患者尿意），使膀胱定时充盈和排空，促进膀胱功能的恢复。

PPT

任务二　男性患者留置导尿术

微课2

☞ 导学情景

情景描述： 患者，男性，50岁。因消化性溃疡伴幽门梗阻，拟行胃大部切除术治疗，术前行留置导尿术。

学前导语： 导尿术是将导尿管经尿道插入膀胱引出尿液。目的是解除尿潴留，采取不污染的尿液标本作检查，测定残余尿，测定膀胱冷热感、容量、压力，注入造影剂或药物帮助诊断或治疗等。

导尿术是在无菌操作下，将无菌导尿管经尿道插入膀胱，引流出尿液的方法。留置导尿术是导尿后将导尿管保留在膀胱内，引流出尿液的方法。

一、评估

1.患者一般病情及导尿目的　了解患者的临床诊断、意识状态、生命体征、自理能力、排尿及当前治疗情况和导尿的目的。

2.患者膀胱充盈程度及外阴部位皮肤黏膜情况　根据需要，检查患者膀胱充盈程度及外阴部皮肤黏膜情况。

3.患者合作程度及接受健康教育的能力　患者和（或）家属的文化程度、理解能力、心理状态及是否能清洁外阴。

二、准备

1.操作者准备　衣帽整洁，洗手，戴口罩。

2.用物准备　①一次性无菌导尿包。②其他用物：治疗盘1只，橡胶单和治疗巾各1块（或一次性尿垫），大毛巾。

3.患者和（或）家属准备　了解导尿的目的、意义、一般操作过程和操作中的配合要点；根据能力做好清洁外阴等导尿前的准备工作（不能清洗外阴者，操作者协助其完成清洗工作）。

4.环境准备　病室安静、整洁、采光充足、温度合适。酌情关闭门窗，或用屏风、隔帘遮挡患者。请无关人员回避。

三、实施

具体实施步骤见表7-2和图7-2。

表7-2　男性患者留置导尿

操作流程	操作步骤	操作依据
核对解释	备齐用物，携至患者床旁，核对患者床号、姓名。确认外阴清洗工作，并再向其说明操作中应配合的要点	确认患者，取得合作，便于无菌操作顺利进行
检查环境	检查病室内温度、光线、床边遮挡情况	体贴患者，保护隐私，维护其自尊。便于操作，节省体力
取体位	操作者立于患者右侧，请患者配合。帮助患者脱去对侧裤腿，盖于近侧腿上，并盖上浴巾；对侧下肢用棉被或毛毯遮盖（注意遮盖前胸和腹部）	给予适当言语支持，消除其紧张心理。注意保暖，避免过多暴露身体其他部位，体现爱伤观念
暴露外阴	患者取仰卧位，两腿屈膝外展，充分暴露外阴	充分暴露外阴，便于消毒、无菌操作及导尿管插入
清洗外阴	帮助不能清洗外阴者清洗外阴	保持外阴清洁，增强初步外阴消毒效果，减少尿路逆行感染的机会
初步消毒外阴及尿道口	①将橡胶单和治疗巾（或一次性尿布）垫于臀下 ②打开一次性导尿包上层，取出消毒盘置于患者双腿间，将碘伏棉球挤入消毒盘，左手戴手套，右手持小镊子夹碘伏棉球消毒阴阜、阴茎（注意擦洗阴茎背面、左、右，至少各用一个棉球擦拭）、阴囊。左手持无菌纱布包住阴茎，将包皮向后推并固定，充分暴露尿道口及冠状沟，夹取棉球以螺旋方式严格消毒尿道口、龟头，向上至冠状沟，每个棉球限用一次，重复数次；将阴茎提起，再用棉球自龟头向下消毒至阴囊处，顺序为中、左、右 ③每个部位消毒次数视患者清洁程度而定，但至少1次 ④脱手套丢弃于弯盘内，弯盘置于治疗车下层或床尾处	防止污染床单 操作者动作轻柔，镊子夹棉球时不露出镊子尖端。每个棉球限用1次 污染物应离开无菌区域，以免造成污染
打开导尿包	①嘱咐患者维持原有体位，勿伸展肢体 ②在患者两腿之间徒手按无菌技术打开导尿包下层	防止污染无菌区或无菌物品 严格执行无菌技术，按无菌包打开法打开导尿包
戴无菌手套、铺孔巾	戴上无菌手套后，铺孔巾，注意孔巾与无菌包内面重叠（不留空隙）形成一整体无菌区域	①避免跨越无菌区和手套被污染 ②扩大无菌区，便于操作

续表

操作流程	操作步骤	操作依据
检查、润滑尿管	取出导尿管，并检查导尿管是否通畅、气囊（水囊）是否漏气（漏水），润滑导尿管前端至插入的长度，将导尿管和镊子放于一弯盘内，置于无菌区一侧	便于插入，减少对尿道黏膜的刺激和损伤；也防尿管偏细，造成漏尿
再次消毒尿道口	①将碘伏棉球挤入另一弯盘内并移近外阴处，左手持无菌纱布再次提起阴茎，将包皮向后推并固定，暴露尿道口，右手持小镊子夹消毒棉球按螺旋方式再次消毒尿道口、龟头，向上至冠状沟，最后再次消毒尿道口 ②污染棉球及小镊子置于弯盘内，妥善移至床尾	
插导尿管	插导尿管，提起阴茎使之与腹壁成60°角，用镊子夹导尿管轻轻插入尿道15~20cm，见尿后再插入7~10cm。插导尿管时，遇有阻力，可稍待片刻，嘱患者张口做深呼吸，再徐徐插入，切勿用力过快、过猛	张口呼吸利于患者腹部和尿道括约肌松弛，利于插管。插管动作轻柔、缓慢，避免损伤尿道黏膜
固定导尿管	向球囊内注入生理盐水（空气）15~20ml以固定导尿管，缓慢向外牵引导尿管至遇到阻力时为止	固定导尿管，防止因患者屏气、咳嗽、打喷嚏等引起导尿管插入部分向外滑脱
留尿标本	如需做尿培养，用无菌标本瓶接取中段尿约5ml，盖好瓶盖，置合适处	防止尿标本被污染
引流尿液	①连接引流袋 ②注意询问患者感受及观察患者的反应。对膀胱高度膨胀且又极度虚弱的患者，注意第一次导尿量勿超过1000ml	防止腹腔内压突然降低，大量血液滞留于腹腔血管内，造成血压下降，而产生虚脱，或因膀胱内压力突然降低，导致膀胱内壁黏膜急剧充血，而引起血尿
结束导尿	撤去孔巾，擦净外阴（以浴巾或衣被遮盖外阴），脱去手套，取出橡胶单和治疗巾，清理用物置于治疗车下层。协助患者穿裤，取舒适卧位。整理床单位，撤走用物并按规定分类处理。洗手	及时遮挡和保暖，体现爱伤观念
观察、记录	观察患者及尿液，记录导尿的时间，导出尿液的量、颜色、性质，患者的反应等	勤于观察，能及时获得临床第一手资料，为医疗、护理工作提供决策依据
送检标本	及时送检标本	保证检验结果的准确性

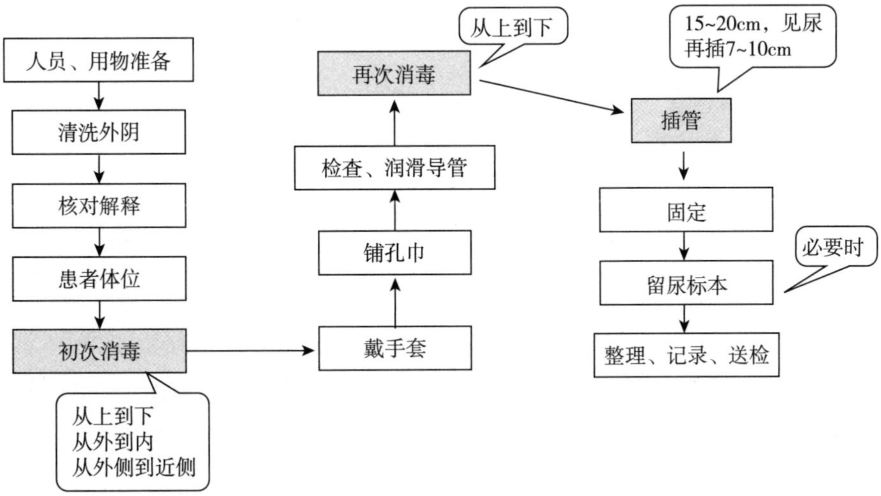

图 7-2 男性患者留置导尿术操作简图

四、评价

1.患者安全、无痛苦，自尊得到维护。

2.沟通有效，导尿管留置操作过程顺利、符合无菌要求。

3.留置导管尿液引流通畅，局部皮肤清洁、干燥，无并发症发生。

五、注意事项

1.用物必须严格消毒灭菌，并按无菌操作进行，以防感染。

2.男性插管时提起阴茎，使之与腹壁成60°（使耻骨前弯消失，以利插管）。

3.选择光滑且粗细适宜的导尿管，插管动作应轻慢，以免损伤尿道黏膜。

4.若膀胱高度膨胀，患者又极度衰弱时，第一次放尿不应超过1000ml。

知识链接

导尿术适应证和禁忌证

1.导尿术适应证

（1）盆腔手术前留置导尿管，使术中膀胱保持空虚，以防术中误伤膀胱。

（2）某些泌尿系统疾病手术后留置导尿管，便于引流和冲洗，可减轻手术切口的张力，利于切口愈合。

（3）某些大手术后或大面积烧伤，以及休克、危重患者的救治，可通过观察尿液量、性状的变化来监测肾功能，以便掌握病情动态等。或保护外阴部创面干燥而不受污染，以利创面愈合。

（4）尿失禁或某些外阴部有创面的患者留置尿管，应保持外阴部清洁、干燥，预防感染。

（5）截瘫等所致尿潴留或尿失禁患者，可引流尿液，并可进行膀胱功能训练。

2.导尿术禁忌证

（1）急性下尿路感染。

（2）尿道狭窄或先天性尿道畸形。

（3）严重的出血性疾病。

拓展训练

某患者留置导尿管3天后出现尿频、尿急、尿痛，尿液检查可见红细胞、白细胞，细菌培养可见阳性结果。请问是什么原因？该如何处理？

临床思维分析：留置导尿术患者尿路感染的处理。

应尽可能拔除导尿管，同时遵医嘱应用抗菌药物进行治疗。必要时可做细菌培养。

知识拓展

男性尿道的狭窄和弯曲

男性尿道在形成中粗细不一，有三个狭窄和两个弯曲。

1.三个狭窄 分别是尿道内口、尿道膜部和尿道外口。临床上进行导尿操作时，应该防止损伤尿道。

2.两个弯曲 阴茎在松弛下垂时，第一个弯曲是耻骨下弯，位于耻骨联合的下方，包括前列腺部、膜部和海绵体部的起始段，这个弯曲位置固定，不能改变；另一个弯曲是耻骨前弯，位于耻骨联合的前下方，在阴茎根部和阴茎体部之间，将阴茎上提时，这个弯曲可以消失变直。在临床上，利用这个特点把阴茎上提从而使整个尿道只有一个弯曲，以便导尿管顺利进入膀胱。

书网融合……

微课1　　微课2　　习题

任务三 卓越（助理）医师养成计划（五）

临床情景1

王某，女性，50岁。因消化性溃疡伴幽门梗阻，拟行胃大部切除术治疗，术前留置导尿。

要求：请用Foley导尿管为患者留置导尿。

评分标准（总分20分）（全过程中任何步骤违反无菌操作原则，一处扣2分）

一、操作前准备（3分）

1.告知患者及家属留置导尿目的并取得患者配合，自行清洗外阴（1.5分）。

2.患者取仰卧位，两腿屈膝外展，臀下垫橡胶单和治疗巾（1.5分）。

二、留置导尿操作过程（13分）

1.用消毒棉球，由内而外，自上而下，消毒外阴2～3遍，先后顺序为阴阜、两侧大小阴唇，最后消毒肛门部（2分）。

2.更换无菌手套（1分）。

3.铺孔巾，露出尿道口（1分）。

4.用注射器检查导尿管球囊是否漏气（1分）。

5.用润滑油涂抹导尿管，导尿管末端用血管钳夹闭，置于消毒弯盘中（1分）。

6.以左手固定小阴唇，暴露尿道口，由内而外，自上而下，消毒（2分）。

7.右手持镊子将导尿管慢慢插入尿道6～8cm，见尿液流出（1.5分）。

8.将导尿管再插入7～10cm，保证球囊完整进入膀胱（1分）。

9.经导尿管侧管注入生理盐水15～20ml于球囊内（1分）。

10.缓缓向外牵引导尿管至遇到阻力时为止，导尿管末端接引流袋（1分）。

11.操作结束后告知患者相关注意事项（0.5分）。

三、提问（2分）

1.导尿时，在给球囊注水前，需要特别注意什么问题？（1分）

答：一定要保证球囊已经完全位于膀胱内，以免注水时损伤尿道。

2.导尿术的适应证有哪些（1分）？

答：尿潴留、泌尿系统手术后、急性肾衰竭记录尿量、不明原因少尿无尿并可疑尿路梗阻者、膀胱冲洗、盆腔器官术前准备等（答出4项即可）。

四、职业素质（2分）

1.操作前能以和蔼的态度告知患者留置导尿的目的，以便取得患者配合。操作时注意无菌观念，动作规范，体现爱护患者的意识。操作结束后告知患者相关注意事项（1分）。

2.着装整洁，仪表端庄，认真细致，表现出良好的职业素质（1分）。

临床情景2

黄某，男性，70岁。因排尿困难1年，夜间小便5~6次，症状逐渐加重入院。近2小时感下腹胀痛，尿意强但排不出尿。

要求：请用Foley导尿管为患者留置导尿。

评分标准（总分20分）（全过程中任何步骤违反无菌操作原则，一处扣2分）

一、操作前准备（3分）

1.告知患者及家属留置导尿的目的并取得患者配合（0.5分）。

2.嘱患者取仰卧位，臀下垫中单（0.5分）。

3.戴帽子、口罩（头发、鼻孔不外露）；洗手（口述），戴手套（1分）。

4.清洗患者阴茎及阴囊，需翻开包皮清洗（1分）。

二、留置导尿操作过程（13分）

1.自尿道口向外旋转擦拭消毒，至阴茎根部及周围，消毒2~3遍（2分）。

2.更换无菌手套（0.5分）。

3.铺孔巾，仅暴露阴茎（1分）。

4.用注射器检查导尿管气囊是否漏气（1分）。

5.用无菌润滑油涂抹导尿管（1分）。

6.导尿管末端用血管钳夹闭，置于消毒弯盘中（1分）。

7.无菌纱布裹住阴茎并提起，用消毒棉球再次擦拭尿道口（1分）。

8.右手持镊子将导尿管慢慢插入尿道15~20cm，松开血管钳，见尿液流出（1分）。

9.将导尿管再插入7~10cm，保证球囊完整进入膀胱（2分）。

10.经导尿管侧管注入生理盐水15~20ml于球囊内（1分）。

11.缓慢向外牵引导尿管至遇到阻力时为止，导尿管末端接引流袋（1分）。

12.操作结束后告知患者及家属相关注意事项（0.5分）。

三、提问（2分）

1.男性导尿时，为什么要将阴茎提起？（1分）

答：为了减少后尿道弯曲弧度，便于导尿管插入。

2.长期留置导尿的患者，如何通过训练保持膀胱的功能？（1分）

答：应间歇夹闭导尿管，每3~4小时开放一次，保持膀胱充盈，训练膀胱功能。

四、职业素质（2分）

1.操作前能以和蔼的态度告知患者留置导尿的目的，以便取得患者配合。操作时注意无菌观念，动作规范，体现爱护患者的意识。操作结束后告知患者相关注意事项（1分）。

2.着装整洁，仪表端庄，认真细致，表现出良好的职业素质（1分）。

项目八　简易呼吸器

任务一　简易呼吸器的使用

PPT

导学情景

情景描述：患者，男性，50岁。于医院门诊突然晕倒，检查发现患者无呼吸但有脉搏。请使用球囊面罩给予急救人工呼吸。

学前导语：简易呼吸器适用于心肺复苏及需人工呼吸急救的场合，具有使用方便、痛苦轻、并发症少、便于携带、有无氧源均可立即通气的特点。

简易呼吸器又称为复苏球、气囊等。其适用于需进行心肺复苏及需人工呼吸急救的场合，尤其是适用于窒息、呼吸困难或需要提高供氧量的情况。简易呼吸器通常由进气阀、压缩单元（如气囊）和患者阀组成，一般配有储气袋、呼吸面罩等附件。这是一种通过操作者按压设备上的压缩单元（如气囊），实现向患者肺部通气的复苏装置。

简易呼吸器的组成为：①面罩（面罩材质有硅胶、PVC）；②单向阀；③球体；④储气安全阀（有些呼吸器的储气阀在呼吸器尾部；有些储气阀不在呼吸器尾部，与储气袋相连）；⑤氧气储气袋（或粗波纹管）；⑥氧气导管（氧导管另一端与氧容器相连）；⑦部分球囊还配有毒气过滤器、开口器、口咽通气道等。

如果抢救现场没有毒性气体，可以只接储气袋、氧导管。如现场有多人进行抢救，接氧管及接储气袋动作由助手进行。开口器适用于出现口腔紧闭、口咽通气道不能进入口腔内的情况时使用。

一、评估

1.周围环境是否安全。

2.评估患者有无呼吸、脉搏，观察胸廓有无起伏以及患者的意识。

二、准备

1.将呼吸囊连接面罩。

2.将呼吸囊连接输氧管，调节氧流量为8～10L/min。

三、实施

具体实施步骤见表8-1。

表8-1　简易呼吸器的使用

操作流程	操作步骤	操作依据
体位	患者去枕仰卧，操作者立于患者头侧	
开放气道	清理口咽分泌物，采用压额抬颏法开放气道，使气道保持通畅	
固定面罩	以鼻梁作参照，用“EC”手法固定面罩，即一只手拇指和食指紧紧按住面罩，其他的手指则紧按住下颌角，开放气道	面罩狭窄处位于患者的鼻梁处
人工呼吸	挤压球囊，每次输送500～600ml的气体，频率为10次/分，观察胸廓是否随捏、松呼吸囊的操作而起伏	①每6秒给予一次呼吸 ②每次呼吸需持续1秒
检查	大约每2分钟检查一次脉搏	

四、适应证

1.心肺复苏。

2.各种中毒所致的呼吸抑制。

3.神经、肌肉疾病所致的呼吸肌麻痹。

4.各种电解质紊乱所致的呼吸抑制。

5.各种大型的手术。

6.运送病员：适用于机械通气患者进行特殊检查，进出手术室等情况。

7.临时替代机械呼吸机（指有创呼吸机，不包括无创人工气道）：遇呼吸机障碍、停电等特殊情况时，可临时应用简易呼吸器替代。

五、注意事项

1.面罩要紧扣鼻部，否则易发生漏气。

2.若患者有自主呼吸，应与之同步，即患者吸气初顺势挤压呼吸囊，达到一定潮气量便完全松开气囊，让患者自行完成呼气动作。

3.必要情况下使用口咽气道或鼻咽气道。

4.如果简易呼吸器供氧没有效果，应尽快建立有创人工气道。

知识链接

简易呼吸器使用禁忌证

1.未经减压及引流的张力性气胸，纵隔气肿。

2.中等量以上的咯血。

3.重度肺囊肿或肺大疱。

4.低血容量性休克未被充血容量之前。

5.急性心肌梗死。

拓展训练

某患者在抢救过程中突然触不到脉搏是什么原因？该如何处理？

临床思维分析：心脏骤停的处理。

立即开始心肺复苏，从胸外按压开始。

知识拓展

简易呼吸器的维护和自检

1.简易呼吸器日常维护 将简易呼吸器各配件依顺序拆开，置入2%戊二醛碱性溶液中浸泡4～6小时。取出后，使用灭菌蒸馏水冲洗所有配件，去除残留的消毒剂。储气袋只需擦拭消毒即可，禁用消毒剂浸泡，因易损坏。如遇特殊感染患者，可使用环氧乙烷熏蒸消毒。消毒后的部件应完全干燥，并检查是否有损坏，将部件依顺序组装。做好自检工作，备用。

2.简易呼吸器自检方法

（1）检测入气情况 按压球囊，堵塞通气阀，球囊迅速回弹，说明入气通畅。

（2）检测储气装置密闭性 堵塞通气阀，按压球囊，球囊不可下压，说明储气装置无漏气。

（3）检测通气情况 连接储气袋于通气阀，按压球囊，储气袋充盈，鸭嘴阀开放与闭合方向正确，通气顺畅，表明通气阀通畅、通气方向正确。

（4）检测排气情况 充盈储气袋后，按压储气袋，通气阀瓣膜上下摆动，说明肺内气体可呼出，患者有自主呼吸时气体可排出体外。

（5）检测气体补充情况 充盈储气袋，接储气袋于入气阀，按压球囊，储气袋迅速排空，说明当通气不足时，可从储气袋内摄入补充。

（6）检测过多气体排出情况 充盈储气袋，接储气袋于入气阀，按压储气袋，储气袋瓣膜上下摆动，说明当通气过量时，可经储气阀排出。

（7）检测氧气入口通畅情况 按压球囊以排出球囊内气体，堵塞空气入气口，球囊缓慢回弹，说明氧气入口通畅，球囊内可获氧气充盈。

书网融合……

习题

任务二　卓越（助理）医师养成计划（六）

临床情景

60岁的张先生在晨练过程中突发胸闷、晕厥，你作为急救医师，随急救车来到现场。查体无自主呼吸，可听到规律心跳。

要求：请用简易呼吸器配合氧气为患者行辅助呼吸。

评分标准（总分20分）

一、操作前准备（3分）

1.将呼吸囊连接面罩（1分）。

2.将呼吸囊连接输氧管，氧流量为8～10L/min（2分）。

二、简易呼吸器操作过程（13分）

1.患者取仰卧位，位于患者头顶侧（2分）。

2.清除口、鼻腔的分泌物及异物，保持呼吸道通畅（1分）。

3.托起患者下颌，使头后仰（2分）。

4.将面罩扣在患者口鼻处（1.5分）。

5.一手以"EC"手法固定面罩，另一手有规律地捏放呼吸囊（3分）。

6.每次送气500～600ml，捏放呼吸囊的频率为每分钟10次（2分）。

7.随捏放呼吸囊观察胸廓起伏情况（1分）。

8.操作结束后向患者家属告知抢救结果及注意事项（0.5分）。

三、提问（2分）

1.简易呼吸器呼吸囊挤压的频率是10次/分，有气胸的患者是否应适当加快？为什么？（1分）

答：不正确（0.5分）。气胸是使用简易呼吸器的禁忌证（0.5分）。

2.急救时应用简易呼吸器，看到患者有自主呼吸后，是否随即停止？为什么？（1分）

答：不应马上停止（0.5分）。此时尚未达到有效的正常供氧（0.5分）。

四、职业素质（2分）

1.在操作过程中，动作规范，体现爱护患者的意识（1分）。

2.着装整洁，仪表端庄，举止大方，语言文明，认真细致，表现出良好的职业素质（1分）。

项目九　心肺复苏

任务一　心肺复苏术 微课

PPT

导学情景

情景描述：医院门诊有一50岁左右的中年男子突然倒在地面上，呈俯卧位，头偏向一侧。呼之不应，你该如何处理?

学前导语：心搏骤停是指各种原因引起的，在未能预计的情况下和时间内，心脏突然停止搏动，从而导致有效心泵功能和有效循环突然中止，引起全身组织细胞严重缺血、缺氧和代谢障碍，如不及时抢救，可能立刻死亡。心搏骤停不同于任何慢性病终末期的心脏停搏，若及时采取正确有效的复苏措施，患者有可能被挽救并康复。心肺复苏术是针对骤停的心脏和呼吸采取的“救命技术”，目的是恢复患者自主呼吸和自主循环。

心肺复苏术简称CPR，是为了恢复患者的自主呼吸和自主循环而进行的操作。心搏骤停一旦发生，如得不到及时的抢救复苏，4～6分钟后会造成患者脑和其他重要器官组织的不可逆性损害。因此，心搏骤停后的心肺复苏必须在现场立即进行，为进一步抢救直至挽回心搏骤停患者的生命而赢得宝贵的时间。

具体实施步骤见表9-1。

表9-1　心肺复苏术

操作流程	操作步骤	操作依据
评估	①评估现场环境是否安全 ②轻拍患者肩膀并大声呼喊“你还好吗？”，检查患者是否有反应	
呼救	如果没有反应，立刻启动应急反应系统（拨打120），嘱其携带AED（如果有条件）	对患者实施CPR，需要时立即进行除颤
检查呼吸与脉搏	以一只手的食指和中指触摸患者颈动脉，以感觉有无搏动（搏动触点在甲状软骨旁胸锁乳突肌沟内）。检查脉搏的时间一般为5～10秒，如10秒内仍不能确定有无脉搏，应立即实施胸外按压	

续表

操作流程	操作步骤	操作依据
胸外按压	确保患者仰卧于平地上或用胸外按压板垫于其肩背下。急救者将一只手的掌根放在患者胸部的中央，胸骨下半部上；将另一只手的掌根置于第一只手上。手指不接触胸壁，按压时双肘须伸直，垂直向下用力按压，每次按压之后应让胸廓完全回弹，回弹时手掌不离开按压部位	①确保按压质量 ②胸骨中下1/3交界处 ③避免损伤肋骨 ④按压频率：100～120次/分 ⑤按压深度：5～6cm
开放气道	清除口腔分泌物，用仰头抬颌法开放气道，右手抬起患者下颌，使其头部后仰，左手手掌按压患者前额以保持其头部后仰位置，使患者下颌和耳垂的连线与地面垂直，左手食指与拇指捏紧患者鼻孔	开放气道速度要快，使按压中断时间少于10秒
人工呼吸	平静吸气后，将口唇紧贴患者口唇，把患者口部完全包住，深而快地向患者口内吹气，应持续1秒钟，然后使患者的口张开，并松开捏鼻的手指，观察胸部恢复状况，再进行下一次人工呼吸	吹气量：每次500～600ml 按压通气比：30：2
判断复苏效果	观察患者颈动脉搏动、呼吸、瞳孔对光反射情况等	

知识链接

心搏骤停的类型及后果

1.类型 心搏骤停时，心脏虽然丧失了有效泵血功能，但并非心电和心脏活动完全停止。根据心电图特征及心脏活动情况，心搏骤停可分为以下3种类型。

（1）心室颤动 心室肌发生快速而极不规则、不协调的连续颤动。心电图表现为QRS波群消失，代之以不规则的连续的室颤波，频率为200～500次/分。这种心搏骤停是最常见的类型，约占80%。心室颤动如能立刻给予电除颤，则复苏成功率较高。

（2）心室静止 心室肌完全丧失了收缩活动，呈静止状态。心电图表现呈一直线或仅有心房波。多在心搏骤停一段时间（如3～5分钟）后出现。

（3）心电-机械分离 此种情况也就是缓慢而无效的心室自主节律。心室肌可断续出现缓慢而极微弱的不完整的收缩。心电图表现为间断出现并逐步增宽的QRS波群，频率多在20～30次/分。由于心脏无有效泵血功能，听诊无心音，周围动脉也触及不到搏动。此型多为严重心肌损伤的后果，最后以心室静止告终，复苏较困难。

2.后果 以上3种心搏骤停的心电图类型及其心脏活动情况虽各有特点，但心脏丧失有效泵血功能导致循环骤停是共同的结果。全身组织急性缺血、缺氧时，机体交感-肾上腺系统活动增强，释放大量儿茶酚胺及相关激素，使外周血管收缩，以保证脑、心等重要器官供血；缺氧又导致无氧代谢和乳酸增多，引起代谢性酸中毒。急性缺氧对器官的损害，以大脑最为严重，随着脑血流量的急剧下降，脑神经元三磷酸腺苷（ATP）含量迅速降低，细胞不能保持膜内外离子梯度，加上乳酸盐积聚，可引发细胞水肿和酸中毒，进而细胞代谢停止，细胞变性及溶酶体酶释放而导致脑等组织细胞的不可逆损害。缺氧对心脏的影响可由于儿茶酚胺增多和酸中毒，使希氏束及浦氏系统自律性增高，室颤阈降低；严重缺氧导致心肌超微结构受损而发生不可逆性损伤。持久缺血缺氧可引起急性肾小管坏死、肝小叶中心性坏死等脏器损伤和功能障碍或衰竭等并发症。

拓展训练

在救治某患者的过程中，你及时获得了AED（自动体外除颤仪）。接下来，你该如何操作？

临床思维分析：AED的使用。

1.打开AED电源。

2.连接电极片（一个电极片贴于患者右侧锁骨正下方，另一电极片贴于左乳头外侧）。

3.插入插头，分析心率前大声说“离开患者”。

4.充电完成后，大声说“离开患者”，然后按下电击按钮。

5.恢复胸外按压。

为了获得更高的CCF（按压比率），在AED充电的过程中可以按压。

知识拓展

表9-2　不同年龄CPR比较

内容	成人和青少年	儿童（1岁至青春期）	婴儿（不足1岁，除新生儿以外）
现场安全	确保现场对施救者和患者均是安全的		
识别心脏骤停	①检查患者有无反应 ②无呼吸或仅是濒死叹息样呼吸（即呼吸不正常） ③不能在10秒内明确感觉到脉搏（10秒内可同时检查呼吸和脉搏）		
启动应急反应系统	如果是独自一人且没有手机，则离开患者，去启动应急反应系统并取得AED，然后开始心肺复苏。或者请旁人前往取得，自己则立即开始心肺复苏；取得AED后尽快使用	**有人目击的猝倒** 同成人和青少年，遵照左侧的步骤 **无人目击的猝倒** 给予2分钟的心肺复苏后，离开患者，去启动应急反应系统并获取AED，回到该儿童或婴儿身边并继续心肺复苏。在AED可用后尽快使用	
没有高级气道的按压通气比	1或2名施救者：30∶2	1名施救者：30∶2 2名及以上施救者：15∶2	

续表

内容	成人和青少年	儿童（1岁至青春期）	婴儿（不足1岁，除新生儿以外）
有高级气道的按压通气比	以100~120次/分的速率持续按压 每6秒给予1次呼吸（每分钟10次呼吸）		
按压速率	100~120次/分		
按压深度	5～6cm	至少为胸部前后径的1/3，约5cm	至少为胸部前后径的1/3，约4cm
手的位置	将双手放在胸骨的 下半部	将双手或一只手 （适用于很小的儿童） 放在胸骨的 下半部	**1名施救者** 将2根手指放在婴儿胸部中央，乳线正下方 **2名及以上施救者** 将双手拇指环绕放在婴儿胸部中央，乳线正下方
胸廓回弹	每次按压后，使胸廓充分回弹；不可在每次按压后倚靠在患者胸壁上		
尽量减少中断	胸外按压中断时间限制在10秒以内		

书网融合……

微课　　习题

任务二　卓越（助理）医师养成计划（七）

临床情景

孙某，75岁。晨练时突然倒地，呼之不应，口唇发绀，颈动脉搏动消失。

要求：请立即为患者行单人徒手心肺复苏（完成3个循环）。

评分标准（总分20分）

一、操作前准备（2分）

使患者仰卧于平地上。

二、心肺复苏操作过程（14分）

1.跪在患者身体右侧。两手掌根部重叠置于胸骨中、下1/3交界处，手指抬起不触及胸壁（2分）。

2.肘关节伸直，垂直向下按压，使胸骨下陷5～6cm，立刻放松，按压和放松的时间一致，放松时手掌不离开按压部位。按压频率为100～120次/分（2分）。

3.清除口、鼻腔的分泌物、异物等，保持呼吸道通畅（1分）。

4.右手抬起患者下颌，使其头部后仰，左手按压患者前额以保持其头部后仰位置，使患者下颌和耳垂的连线与地面垂直，右手将患者的下颌向上提起，左手以拇指和食指捏紧患者的鼻孔（1.5分）。

5.吸气后，将口唇紧贴患者口唇，把患者口部完全包住，深而快地吹气，应持续1秒钟以上，直至患者胸廓向上抬起。吹气量为每次500～600ml（2分）。

6.使患者的口张开，并松开捏鼻的手指，观察胸部恢复状况，再进行下一次人工呼吸（1分）。

7.每胸外按压30次，进行2次人工呼吸，完成3个循环（3分）。

8.判断复苏效果（观察颈动脉搏动、瞳孔对光反射、意识、自主呼吸、皮肤颜色5个指标中的任何2个即可）（1分）。

9.操作结束后向患者家属告知急救结果以及下一步处理意见（0.5分）。

三、提问（2分）

1.为什么胸外心脏按压不能过轻？（1分）

答：胸外心脏按压过轻，则不能起到按压心脏的效果。

2.人工呼吸时，患者取什么头位时呼吸道最通畅？（1分）

答：头部后仰，下颌向上提起，下颌和耳垂的连线与地面垂直。

四、职业素质（2分）

1.操作时动作迅速、准确，不慌乱，操作结束后向患者家属告知急救结果以及下一步处理意见（1分）。

2.着装整洁，仪表端庄，举止大方，表现出良好的职业素质（1分）。

项目十　脊髓损伤的搬运

任务一　脊髓损伤患者的搬运

☞ 导学情景

情景描述： 患者，男性，50岁。不慎从楼梯上坠落，伤后患者双下肢感觉及运动功能障碍。请将患者送医院就医。

学前导语： 案例中，患者疑似发生脊柱损伤。此时，应按标准操作方法对患者进行搬运，以避免进一步损伤，并尽快送往医院诊治。

脊柱损伤常突然发生于跌落时，需进行紧急处理。处理过程为：将脊柱不稳定的患者仰卧固定在一块坚硬的板上，并将其放置在中心直线位置，即头部、颈部、躯干、骨盆应以中心直线位置逐一固定，保持脊柱伸直位，严禁弯曲或扭转。日常生活中，只要怀疑有脊柱损伤，就应按脊柱损伤情况处理。

一、用物准备

硬担架、颈托、固定带、棉垫，必要时可就地取材木板、门板等。

二、适应证

钝性创伤者出现下列情况，应行脊柱固定：①脊柱疼痛或触痛；②出现神经性缺损主诉或体征；③脊柱结构变形。

三、实施

具体实施步骤见表10–1。

表10–1　脊髓损伤患者的搬运

操作流程	操作步骤	操作依据
现场评估	确认周围环境安全后，告知伤者不要做任何动作	避免二次损伤
检测患者生命体征	快速检测患者的呼吸、心率、脉搏、意识等生命体征	

续表

操作流程	操作步骤	操作依据
体位	仰卧位，患者两下肢伸直，双手相握放在身前，使头部、颈部、躯干、骨盆位于同一直线上，脊柱不能屈曲或扭转	
搬运	三人（或四人）至患者同侧，同时施以平托法将患者放于硬质担架上 如果伴有颈椎损伤，病员的搬运应注意先用颈托固定颈部，如无颈托，用“头锁或肩锁”手法固定头颈部，其余人协调一致用力将伤病员平直地抬到硬质担架或木板上，然后头部的左右两侧用软枕或衣服等物固定	禁用搂抱或一人抬头、一人抬足的搬运方法
固定	在伤处垫一薄枕，使此处脊柱稍向上突，然后用4条带子把伤员固定在木板或硬质担架上，使伤员不能左右转动	一般用带子固定胸与肱骨水平、腰与前臂水平、大腿水平、小腿水平
监测与转运	检查固定带，观察患者生命体征，选择合适转运工具，以保证患者安全	

四、注意事项

1.搬运脊柱损伤患者时，始终保持脊柱伸直位，严禁弯曲或扭转。

2.各项抢救措施的重要性排序为：环境安全>生命体征平稳（CPR）>开放性创伤及严重骨折（创口止血、骨折固定）>搬运。

3.转运过程中需注意观察生命体征和病情变化。

知识链接

完全性脊髓损伤的临床表现

脊髓实质完全性横贯性损害，损伤平面以下的最低位低段感觉、运动功能完全丧失，包括肛门周围的感觉丧失和肛门括约肌的收缩运动丧失，称脊髓休克期。2~4周后逐渐演变成痉挛性瘫痪，表现为肌张力增高、腱反射亢进，并出现病理性锥体束征。

胸段脊髓损伤表现为截瘫；颈段脊髓损伤则表现为四肢瘫。上颈椎损伤的四肢瘫均为痉挛性瘫痪；下颈椎损伤的四肢瘫，由于脊髓颈膨大部位和神经根的毁损，上肢表现为弛缓性瘫痪，下肢仍为痉挛性瘫痪。

拓展训练

患者在转运的过程中突然失去反应，无呼吸，有脉搏。该如何处理？

临床思维分析：脊髓损伤患者急救人工呼吸。

使用球囊面罩给予人工呼吸，每分钟10次。

知识拓展

脊髓损伤的治疗方式

1.急救治疗 脊髓损伤常出现在车祸、高空作业或者暴力事件中，是一种急性疾病。因此，脊髓损伤的急救措施非常重要。对脊髓损伤患者，一定要在第一时间固定好头部，不轻易改变体位，同时，身边的人要维持患者呼吸道的畅通和血液循环。

2.药物治疗 在脊髓损伤急性期，需要采用一定的药物治疗。常见的药物主要有甘露醇或山梨醇，主要帮助患者身体脱水，以减轻水肿。

3.康复治疗 康复治疗是脊髓损伤治疗中非常重要的环节。脊髓损伤会造成截瘫或者四肢瘫，为了恢复患者肌肉的力量，常需要进行相应的理疗和功能锻炼，以此来恢复和增强肌力。

4.并发症的治疗 脊髓损伤会造成多方面的并发症，例如运动障碍、肺部疾病或者二便失禁。因此，脊髓损伤的并发症治疗非常有必要。当脊髓损伤患者出现相关的并发症后，要在医生的指导下对并发症进行治疗。

书网融合……

习题

任务二　卓越（助理）医师养成计划（八）

临床情景

陶某，45岁。因走路不慎，从2楼坠落。伤后，腰背部疼痛，双下肢感觉及运动功能障碍，急需送医院治疗。

要求：请将患者搬运并固定至担架上。

评分标准（总分20分）

一、操作前准备（3分）

1.检测患者生命体征（口述）（1分）。

2.告知患者搬运、固定的目的，并取得患者的配合（0.5分）。

3.现场选择搬运用具：准备硬质担架（1.5分）。

二、搬运、固定操作过程（13分）

1.三人（或四人）站在患者同一侧（0.5分）。

2.另一人站在患者头端，托扶患者头颈部，并沿躯干纵轴向上方略加牵引（2分）。

3.施以平托法将患者平稳移到担架上（3分）。

4.搬运时考生主动指挥，数人同时用力（1分）。

5.搬运时，保持患者脊柱伸直位（不能屈曲或扭转）（2分）。

6.固定：用带子将患者固定在担架上（一般用4条带子：胸、肱骨水平，腰、前臂水平，大腿水平，小腿水平，这四个水平各用1条带子将患者绑在担架上）（2分）。

7.用沙袋或衣物等置于颈部两侧，以固定头颈部（2分）。

8.固定结束后告知患者相关注意事项（0.5分）。

三、提问（2分）

1.搬运脊柱损伤患者时，为什么要三人双手平托并同时用力？（1分）

答：对脊柱损伤患者，在搬运过程中不能使脊柱弯曲和扭动。

2.搬运颈椎损伤患者时，为什么要专人托扶患者头部并向外牵引？（1分）

答：为了避免加重颈椎损伤处脊髓的损伤，减轻疼痛。

四、职业素质（2分）

1.搬运前能以和蔼的态度告知患者搬运、固定的目的，取得患者的配合，缓解其焦虑、紧张情绪。搬运时动作规范，体现爱护患者的意识。固定结束后告知患者相关注意事项（1分）。

2.着装整洁，仪表端庄，举止大方，语言文明，认真细致，表现出良好的职业素质（1分）。

项目十一　现场急救外固定

任务一　上臂骨折的现场急救外固定

☞ 导学情景

情景描述：患者，男性，22岁。因高坠伤致右上臂肿痛、活动受限，右上臂明显肿胀，可扪及骨擦感。请对患肢进行小夹板固定。

学前导语：患者为肱骨骨折。肱骨上、中1/3骨折的常见病因：①大都为直接暴力所致；②多为横行骨折或粉碎性骨折。肱骨下1/3骨折常见病因为：①多由间接暴力所致；②多为斜行骨折或螺旋形骨折。遇肱骨骨折，应尽快进行固定。

上臂的骨骼即为肱骨。肱骨骨折在临床上常表现为局部肿、痛、畸形，反常活动及骨擦音。合并桡神经损伤时可见：①垂腕；②各掌指关节不能伸直；③拇指不能伸直；④手背桡侧皮肤感觉麻木。

一、评估

患者的血压、呼吸、心率、脉搏、意识状态等。

二、用物准备

夹板，三角巾，绷带，棉垫或纱布。

三、实施

具体实施步骤见表11-1。

表11-1　上臂骨折的现场急救外固定

操作流程	操作步骤	操作依据
检测患者生命体征	快速检测患者的呼吸、心率、脉搏、意识等生命体征	若发生心脏骤停，应立即开始CPR
检查患肢	暴露上臂，了解伤口及患肢有无畸形等情况	不可盲目复位

续表

操作流程	操作步骤	操作依据
伤口处理	①除去伤口周围的污垢、脏污 ②伤口处覆盖无菌纱布或棉垫，并包扎	若有明显出血，则应先止血，后包扎
夹板固定	将患侧上肢呈屈肘位，将两块夹板分别放在上臂的内侧、外侧；如只有1块夹板，应放在上臂的外侧。无论双块或单块夹板，均需用绷带固定	
三角巾固定	将一条三角巾折成燕尾式，中央放在伤侧前臂的中下1/3处，两端在颈后打结，将前臂悬吊于胸前，保持肘部成90°。用另一条三角巾围绕患侧上臂，于健侧腋下打结	

四、注意事项

1.对患者进行现场评估，如果生命体征不稳定或者心跳呼吸骤停，应先进行心肺复苏。

2.如果有明显大出血，应先进行止血治疗。

3.不要试图对患者的骨折处进行整复，如果是明显的畸形，可稍加牵引，然后用夹板进行固定。

4.对长骨骨折，原则上先固定骨折上端，再固定下端，切勿颠倒顺序。

5.固定材料（比如夹板）不要和患者或伤者的皮肤接触，中间垫一些柔软的物体，尤其在骨突起部位，要垫上柔软的垫子或者物体，防止造成压迫。

知识链接

四肢骨折的固定

1.如果四肢开放性伤口出血活跃，急救现场如何控制出血?

答：应在出血点近心端使用止血带来止血。

2.考虑为静脉出血时，应该在患肢的何处应用止血带?

答：应在出血灶的远心端应用止血带。

3.四肢骨折，用绷带固定夹板时，为何应从骨折的远折端缠起?

答：可以减少患肢充血水肿。

4.用绷带固定夹板时，如何减少患肢充血肿胀?

答：绷带缠绕力量要适度，方向是从骨折远端向近端缠绕。

5.骨折处夹板固定前，为什么要先用毛巾、布料等软物包裹患处?

答：为了避免皮肤损伤，同时保证夹板固定的牢固性。

拓展训练

患者骨折进行复位后，出现腕关节及拇指不能背伸。试分析其原因，并给出处理方案。

临床思维分析：桡神经损伤的处理。

考虑为骨折端卡压神经所致，需要行桡神经探查松解。

知识拓展

肱骨骨折

肱骨骨折常发生于肱骨外科颈、肱骨干、肱骨髁上、肱骨髁间、肱骨外髁、肱骨内上髁，其中，尤以前三者为多。肱骨骨折可发生于任何年龄，多为直接暴力和间接暴力所引起，如重物撞击、挤压、打击及扑倒时手或肘部着地，暴力经前臂或肘部传至各部位。X线检查可明确诊断，并提示骨折的类型。

1.常见的临床表现 分为以下几种。

（1）肱骨外科颈骨折 局部常出现瘀斑，上臂纵轴叩击时骨折处有锐角，患肢较健侧略短，可出现畸形、骨擦音。

（2）肱骨干骨折 患臂肿痛较剧烈，有明显的压痛，上臂功能丧失，患者常将前臂依附于胸壁。

（3）肱骨髁上骨折 肘部肿胀疼痛，甚至出现张力性水疱，肘部压痛甚剧，肘关节功能丧失，骨折部位有异常活动和骨擦音。

2.常见并发症

（1）血管损伤 肱骨近端骨折合并血管损伤者较为少见。一般以腋动脉损伤的发生率最高。老年患者由于血管硬化、血管壁弹性较差，较易发生血管损伤。动脉损伤后，局部形成膨胀性血肿，疼痛明显，肢体苍白或发绀，皮肤感觉异常。动脉造影可确定血管损伤的部位及性质。

（2）臂丛神经损伤 肱骨近端骨折合并臂丛神经损伤，以腋神经最多受累，肩胛上神经、肌皮神经和桡神经的损伤也偶有发生。腋神经损伤时，肩外侧皮肤感觉丧失，但测定三角肌纤维的收缩更为准确、可靠。腋神经损伤时，可采用肌电图观察神经损伤恢复的进程。绝大多数病例在4个月内可恢复功能，如伤后2～3个月仍无恢复迹象，则可早期进行神经探查。

（3）胸部损伤 高能量所致肱骨近端骨折时，常合并多发损伤，应注意除外肋骨骨折、血胸、气胸等。

3.治疗方法

（1）无移位骨折 用三角巾悬吊患肢2～3周，当疼痛减轻后，尽早开始肩关节功能活动。

（2）外展型骨折　骨折有嵌插且畸形角度不大者无需复位，以三角巾悬吊患肢2～3周，并逐步开始肩关节功能活动；无嵌插的骨折应行手法整复，随后以石膏或小夹板固定3～4周。

（3）内收型骨折　有移位者皆应复位。复位方法有手法及切开两种，并给予适当的外固定或内固定。

①手法复位和外固定：一般需在骨折血肿内麻醉下进行。常用者包括三种。A.超肩关节夹板外固定。B.石膏绷带固定：患肢取屈肘位，用石膏绷带条环绕肩、肘固定；或者用肩人字石膏固定于上举位2～3周。之后改为其他固定。此法只适用于骨折向前成角难矫正者。C.外展支架固定：如骨折断端不稳定，复位后不易维持对位，可用外展支架固定，并沿肱骨纵轴加用皮肤牵引以控制骨折近端向外成角畸形。此法现已少用。无论用哪种方法固定，皆需早期开始功能活动，一般4～6周就可酌情去除固定。

②切开复位和内固定：多数肱骨外科颈骨折可用非手术疗法。遇以下几种情况，应考虑手术。A.外科颈骨折移位严重，复位后不稳定；手法整复外固定失败者。B.50岁以下患者合并肱骨头粉碎性骨折。C.合并肱骨大结节撕脱骨折有移位并与肩峰下部抵触。D.不能复位的骺板骨折分离。E.治疗较晚，已不能复位的骨折。术后当天可起床，臂部固定2～4天后，三角巾悬吊患肢3周，逐渐练习活动。

任务二　前臂骨折的现场急救外固定

导学情景

情景描述：患者，男性，65岁。摔伤致右手肿痛、活动受限。查体：右侧腕关节压痛、肿胀明显。请对该患者做进一步处理。

学前导语：前臂双骨折的常见病因如下。①直接暴力：多见打击或机器伤害。骨折多为横行骨折或粉碎性骨折，骨折线在同一平面。②间接暴力：跌倒时手掌触地，暴力向上传达致桡骨中或上1/3骨折，残余暴力通过骨间膜转移到尺骨造成尺骨骨折。③扭转暴力：受外力的同时，前臂又受扭转外力而造成骨折。跌倒时身体向一侧倾斜，前臂过度旋前或旋后而发生双骨螺旋形骨折，多数由尺骨内上斜向桡骨外下，骨折线方向一致，尺骨骨折线在上，桡骨骨折线在下。

前臂骨骼由尺、桡两骨组成。前臂双骨折故也称为尺桡骨双骨折，是临床骨科比较常见的骨折类型。前臂双骨折占全身长骨骨折的7.5%，其发生率在前臂骨折中位居第二。常见的临床表现为肿痛、活动受限。

一、评估

患者的血压、呼吸、心率、脉搏、意识状态等。

二、用物准备

夹板，三角巾，绷带，棉垫或纱布。

三、实施

具体实施步骤见表11-2。

表11-2　前臂骨折的现场急救外固定

操作流程	操作步骤	操作依据
检测患者生命体征	快速检测患者的呼吸、心率、脉搏、意识等生命体征	若发生心脏骤停，应立即开始CPR
检查患肢	暴露前臂，了解伤口及患肢有无畸形等情况	不可盲目复位
伤口处理	①除去伤口周围的污垢、脏污 ②伤口处覆盖无菌纱布或棉垫，并包扎	若有明显出血，则应先止血，后包扎

续表

操作流程	操作步骤	操作依据
夹板固定	①将患侧呈屈肘位，用4块夹板固定，夹板的上端应在肘关节的上方，下端应过手心 ②绷带缠绕固定，先固定远折端，再固定近折端	用毛巾等软物铺垫在夹板与肢体间 减少患者充血水肿
三角巾固定	用三角巾将前臂悬吊于胸前，保持肘部成90°	

四、注意事项

1.对患者进行现场评估，如果生命体征不稳定或者心跳呼吸骤停，应先进行心肺复苏。

2.如果有明显大出血，应先进行止血治疗。

3.不要试图对患者的骨折处进行整复，如果是明显的畸形，可稍加牵引，然后用夹板进行固定。

4.对长骨骨折，原则上先固定骨折上端，再固定下端，切勿颠倒顺序。

5.固定材料(比如夹板)不要和患者或伤者的皮肤接触，中间垫一些柔软的物体，尤其在骨突起部位，要垫上柔软的垫子或者物体，防止造成压迫。

知识链接

切开复位内固定手术指征

1.手法复位失败。

2.受伤时间较短、伤口污染不重的开放性骨折。

3.合并神经、血管、肌腱损伤。

4.同侧肢体有多发性损伤。

5.陈旧骨折或畸形愈合。

拓展训练

患者经固定1天后，主诉右手肿胀明显，活动时疼痛加重，体检被动伸指痛阳性。请分析患者出现相关症状的原因，并做出相应处理。

临床思维分析：骨筋膜室综合征的处理。

固定1天后右手肿胀疼痛，考虑小夹板固定较紧导致血液循环障碍，存在骨筋膜室综合征可能。需松开小夹板，密切观察患肢肿胀进展情况，必要时切开减压治疗。

知识拓展

前臂双骨折

1.临床表现 前臂双骨的结构和骨筋膜室的分布特点，导致骨折发生时容易出现前臂肿痛、水泡，严重时发生骨筋膜室综合征，给患者带来严重创伤。

2.诊断方法 ①X线片可明确骨折类型及移位情况；②患者前臂中下段肿痛，畸形，活动异常。

3.检查 拍片（X线片）。

4.治疗原则 前臂双骨折治疗的关键在于促进患者前臂旋转功能的恢复。若治疗不及时或护理不当，极易影响患者前臂功能的恢复，严重影响患者的生活质量。

疗效判定标准如下。

优：骨折解剖复位或骨折接近解剖复位，腕关节、前臂旋转功能及指关节功能完全恢复。

良：腕关节及指关节功能恢复好，前臂旋转功能良好，骨折对位对线良好。

可：腕关节及指关节功能稍有恢复，前臂旋转功能明显受限，骨折对位对线稍好。

差：腕关节及指关节功能未恢复，前臂旋转功能受限，骨折对位对线差。

5.治疗方法 复位方法有闭合复位和手术复位。固定方法有内固定和外固定。通过主动或被动活动未被固定的关节，防止关节粘连、关节囊挛缩等。

6.预后 前臂双骨折的预后与很多因素有关，如损伤机制和程度、骨折分类和移位程度、为开放性或闭合性骨折、软组织损伤的程度和范围、有无合并神经血管损伤以及选择的治疗方法是否及时、有效等。因此，术后需密切观察，注意以下并发症有无出现：钢板断裂和再骨折、骨间膜骨化、血管神经损伤、感染、骨缺损、骨不连、畸形愈合等。对各类影响因素均应给予足够重视，避免这些并发症的发生。

任务三　胫腓骨骨折的现场急救外固定

导学情景

情景描述： 患者，女性，26岁。车祸外伤致左小腿疼痛、肿胀、活动受限。请对该患者做进一步处理。

学前导语： 胫腓骨骨干骨折在全身骨折中最为常见。10岁以下儿童尤为多见。其中，以单纯胫骨干骨折最多，胫腓骨干双骨折次之，单纯腓骨干骨折最少。胫骨是连接于股骨下方的支承体重的主要骨骼，腓骨是附连小腿肌肉的重要骨骼，并承担1/6的承重。胫骨中、下1/3处易于骨折。胫骨上1/3骨折移位，易压迫腘动脉，造成小腿下段严重缺血坏死。胫骨中1/3骨折，淤血潴留在小腿的骨筋膜室，会增加室内压力，造成缺血性肌挛缩。胫骨中、下1/3骨折，使滋养动脉断裂，易引起骨折延迟愈合。

胫腓骨骨干骨折在全身骨折中最为常见，主要表现为局部疼痛、肿胀，畸形较显著，表现为成角和重叠移位。应注意是否伴有腓总神经损伤，胫前、胫后动脉损伤，胫前区和腓肠肌区张力是否增加。应注意的是，骨折引起的并发症往往比骨折本身所产生的后果更严重。

一、评估

患者的血压、呼吸、心率、脉搏、意识状态等。

二、用物准备

夹板，三角巾，绷带，棉垫或纱布。

三、实施

具体实施步骤见表11-3。

表11-3　胫腓骨骨折的现场急救外固定

操作流程	操作步骤	操作依据
检测患者生命体征	快速检测患者的呼吸、心率、脉搏、意识等生命体征	若发生心脏骤停，应立即开始CPR
检查患肢	暴露患侧小腿，了解伤口及患肢有无畸形等情况	不可盲目复位
伤口处理	①除去伤口周围的污垢、脏污 ②伤口处覆盖无菌纱布或棉垫，并包扎	若有明显出血，则应先止血，后包扎

续表

操作流程	操作步骤	操作依据
夹板固定	将伤侧下肢呈伸直位后，两夹板的上端均应置于膝关节上方，上端固定至大腿，下端均应过踝关节。同时，两夹板应分别放在伤侧小腿的内侧和外侧，再用绷带或三角巾缠绕固定之	用毛巾等软物铺垫在夹板与肢体间
	先固定远折端，再固定近折端	减少患者充血水肿

四、注意事项

1.对患者进行现场评估，如果生命体征不稳定或者心跳呼吸骤停，应先进行心肺复苏。

2.如果有明显大出血，应先进行止血治疗。

3.不要试图对患者的骨折处进行整复，如果是明显的畸形，可稍加牵引，然后用夹板进行固定。

4.对长骨骨折，原则上先固定骨折上端，再固定下端，切勿颠倒顺序。

5.固定材料(比如夹板)不要和患者或伤者的皮肤接触，中间垫一些柔软的物体，尤其在骨突起部位，要垫上柔软的垫子或者物体，防止造成压迫。

知识链接

胫腓骨骨干骨折的类型

1.胫腓骨干双骨折 最为多见，表明所遭受的暴力大，骨和软组织损伤重，并发症多，治疗有一定困难。

2.单纯胫骨干骨折 较少见，多为比较轻的直接暴力引起，由于腓骨的支撑，常不发生明显移位。

3.单纯腓骨干骨折 少见，常因小腿外侧的直接暴力引起，多不发生明显移位，预后好。

拓展训练

患者行小夹板固定1天后，因左小腿疼痛难耐入院，查体示左侧足背动脉搏动未扪及，牵拉左足各足趾，患者剧痛。请分析：应如何处理？并考虑患者产生此症状的原因。

临床思维分析：小腿骨筋膜室综合征的处理。

患者行小夹板固定1天后，足背动脉搏动未扪及，被动牵拉试验阳性，考虑诊断为小腿骨筋膜室综合征。需松开外固定，予以消肿脱水治疗，必要时行左小腿骨筋膜室切开减压术。

知识拓展

胫腓骨骨干骨折

1.常见病因　本病多由直接暴力引起，直接暴力多见为压砸、冲撞、打击致伤，骨折线为横行或为粉碎性骨折；有时两小腿在同一平面折断，软组织损伤常较严重，易造成开放性骨折。间接暴力多见为高处跌下，跑跳所致的扭伤或滑倒所致的骨折；骨折线常为斜行或螺旋形，胫骨与腓骨多不在同一平面骨折。

2.实验室检查　X线检查可明确骨折部位、类型以及位移情况。

对于怀疑可能有动脉损伤的病例，要及时行血管彩超检查。因为多普勒超声血管检查为无创性检查手段，能在床旁进行，操作方便、快捷，并能明确各部位血管内的血流速度及方向，借此对肢体的血供范围及血管损伤的情况多能有大致的了解，这对于急诊手术方案的及时制定具有重要的意义。对于仍不能明确诊断的患者，必要时可行血管造影检查。但血管造影检查的临床应用仍有较多的局限性：其属有创性检查手段；需反复搬动患者，对于全身多发伤患者较为不便且危险；费时，可能延误救治时机。

3.诊断　由于胫骨、腓骨位置表浅，诊断一般不困难，常可在疼痛、肿胀的局部扪出移位的骨断端。重要的是及时发现骨折合并的胫前、胫后动静脉和腓总神经的损伤。检查时，应将足背动脉的搏动、足部感觉、踝关节及拇趾能否背屈活动作为常规记录。

4.鉴别诊断　结合临床及X线表现多可确诊，但疲劳性胫腓骨骨折有时需与骨样骨瘤及青枝骨折、局部骨感染、早期骨肿瘤等相鉴别。

（1）骨样骨瘤　虽有骨皮质增厚及骨膜反应，但有较典型的瘤巢。

（2）局部骨感染　以骨膜反应、骨皮质增厚为主，无骨小梁断裂及骨皮质切迹征，而临床上皮肤温度较高。

（3）早期骨肿瘤　以花边样或葱皮样骨膜反应为主，逐渐出现骨质破坏、瘤骨及软组织肿块等。

5.治疗　本病的治疗主要有以下几个方面。

（1）手法复位和外固定：麻醉后，两个助手分别在膝部和踝部做对抗牵引，术者两手在骨折端根据透视下移位的方向，推压挤捏骨断端整复，复位后可用小夹板或长腿石膏固定。

（2）骨牵引：如斜行、螺旋形、粉碎性等类型的胫腓骨骨折，因骨断端很不稳定，复位后不易维持良好对位以及骨折部有伤口，皮肤擦伤和肢体严重肿胀，必须密切观察肢体的情况，不能立即以小夹板或石膏夹板固定，最好用跟骨持续牵引。

（3）骨外穿针固定法。

（4）切开复位内固定。

任务四　卓越（助理）医师养成计划（九）

临床情景

傅某，大学生，24岁。右小腿被重物砸伤。右小腿剧痛，局部可见一长约6cm的伤口，有反常活动。

要求：请为患者行现场伤口包扎，并用夹板行骨折外固定。

评分标准（总分20分）

一、操作前准备（4分）

1.告知患者及家属操作的目的，并取得患者的配合（0.5分）。

2.检测患者生命体征（口述）（1.5分）

3.检查患肢：暴露右下肢，了解伤口及右足的血运和感觉等情况（2分）。

二、伤口包扎及外固定操作过程（12分）

1.充分暴露伤口，除去伤口周围污物以及异物（2分）。

2.伤口处覆盖无菌纱布或棉垫并包扎（2分）。

3.选用2块夹板，其长度超过膝关节及踝关节，置于右小腿两侧（2分）。

4.固定前，用毛巾等软物铺垫在夹板与肢体间（2分）。

5.夹板上端固定至大腿，下端固定至踝关节及足底（2分）。

6.绷带捆扎，松紧度以绷带上下可移动1cm为宜（1.5分）。

7.操作结束后告知患者相关注意事项（0.5分）。

三、提问（2分）

1.四肢骨折现场急救外固定的目的是什么？（1分）

答：主要是对骨折的临时固定，防止骨折断端活动刺伤血管、神经等周围组织而造成继发性损伤，并减少疼痛，便于抢救和搬运。

2.四肢骨折现场急救外固定的常用方法有哪些？（1分）

答：常用夹板、三角巾固定。

四、职业素质（2分）

1.操作前能以和蔼的态度告知患者包扎固定的目的，取得患者的配合，缓解其焦虑、紧张情绪。操作时动作规范，体现爱护患者的意识。操作结束后告知患者相关注意事项（1分）。

2.着装整洁，仪表端庄，举止大方，语言文明，认真细致，表现出良好的职业素质（1分）。

项目十二　基层常见病检查技术

任务一　血压监测

☞ 导学情景

情景描述：患者，男性，66岁，高血压。遵医嘱常规服用降压药，并定期监测血压。请为该患者测量血压。

学前导语：原发性高血压是指病因未十分明确的，以体循环血压身高为主要临床表现的全身性疾病，又称高血压病。据统计，我国高血压患者数近三个亿。平均每十个成年人里，就有三名高血压患者和四名高血压“预备役”。且只有30.5%的高血压患者被确诊。确诊患者中，只有46.4%接受了治疗；治疗的患者中，只有29.6%能把血压控制好。而在高血压的治疗中，血压监测是必不可少的。

血液在血管内流动时，对血管壁的侧压力称为血压。血压通常指动脉血压或体循环血压，是重要的生命体征。血压测量是评估血压水平、诊断高血压及观察降压疗效的主要手段，准确地测量血压是基层开展高血压管理的基础。血压测定有两种方法。①直接测压法：即经皮穿刺将导管送至周围动脉（如桡动脉）内，导管末端接监护测压系统，自动显示血压值。本法虽然精确、实时，但为有创方式，仅适用于危重、疑难病例。②间接测量法：即袖带加压法，以血压计测量。血压计有汞柱式、弹簧式和电子血压计，诊所或医院常用汞柱式血压计或经验证合格的电子血压计进行测量。间接测量法的优点为简便易行，但易受多种因素，尤其是周围动脉舒缩变化的影响。

一、用物准备

血压计、听诊器。

二、实施

具体实施步骤见表12-1。

表12-1 血压监测

操作流程	操作步骤	操作依据
体位	取坐位(特殊情况下可以取仰卧位或站立位)测血压，被检查者上肢裸露，伸直并轻度外展，肘部置于心脏同一水平	
绑袖带	将气袖均匀紧贴皮肤缠于上臂，使其下缘在肘窝以上约2.5cm，气袖的中央位于肱动脉表面	气袖大小应适合患者的上臂臂围，至少应包裹80%上臂
放置听诊器	检查者触及肱动脉搏动后，将听诊器体件置于搏动处，准备听诊	
加压	向袖带内充气，边充气边听诊，待肱动脉搏动声消失，再升高30mmHg后，缓慢放气(2~6mmHg/s)，双眼随汞柱下降，平视汞柱表面，根据听诊结果读出血压值	防止误差
读数	首先听到的响亮拍击声代表收缩压，最终声音消失的血压值即舒张压	血压至少应测量2次，间隔1~2分钟；如收缩压或舒张压2次读数相差5mmHg以上，应再次测量，以3次读数的平均值作为测量结果

三、注意事项

1.被检查者半小时内禁烟、禁咖啡、排空膀胱，于安静环境中在有靠背的椅子上安静休息至少5分钟。

2.建议初次测量左、右上臂血压，以血压高的一侧作为血压测量的上肢。

3.当左、右上臂收缩压差值>20mmHg时，建议进行四肢血压测量。

4.老年人及糖尿病或某些疾病患者易出现体位性低血压，建议测量卧位或站立位血压。站立位血压测量应在卧位改为站立3分钟内进行。

知识链接

表12-2 血压水平的定义与分类

类 别	收缩压(mmHg)	舒张压(mmHg)
正常血压	＜120	＜80
正常高值	120~139	80~89
高血压		
1级高血压(轻度)	140~159	90~99
2级高血压(中度)	160~179	100~109
3级高血压(重度)	≥180	≥110
单纯收缩期高血压	≥140	＜90

注：当患者的收缩压与舒张压分属不同级别时，则以较高的分级为准；单纯收缩期高血压也可按照收缩压水平分为1、2、3级。

拓展训练

患者在测量血压时出现听诊间隙（在收缩压与舒张压之间出现的无声间隔）。请分析可能的原因，并处理。

临床思维分析：血压未能识别的处理。

测量血压时，可能因未能识别而导致收缩压的低估，主要见于重度高血压或主动脉瓣狭窄等。向袖带内充气时，肱动脉搏动声消失后再升高30mmHg，能防止此误差。

知识拓展

高血压的护理

1.收缩压与舒张压之差值为脉压，舒张压加1/3脉压为平均动脉压。

2.高血压患者日常生活中应注意的问题：①控制体重；②限制钠盐摄入，＜6g/d，限制高钠食物；③补充钙和钾盐；④减少脂肪摄入；⑤戒烟、限酒；⑥适当运动。

3.高血压患者预防直立性低血压的措施包括如下。①告诉患者直立性低血压的表现为头晕、乏力、心悸、出汗、恶心、呕吐等，在联合用药、服首剂药物或加量时应特别注意。②指导患者预防直立性低血压的方法：避免长时间站立；改变姿势，特别是从卧、坐位起立时动作宜缓慢；服药时间可选在平静休息时，服药后继续休息一段时间后再下床活动；避免用过热的水洗澡或进行蒸汽浴；不宜大量饮酒。③指导患者在直立性低血压发生时应采取头低足高位平卧，可抬高下肢超过头部，以促进下肢血液回流。

任务二　血糖监测

导学情景

情景描述：患者，男性，46岁。口干、多尿、多饮半年余。体格检查：P 80次/分，R 20次/分，BP 130/70mmHg，体型肥胖。请检测患者空腹血糖。

学前导语：根据国际糖尿病联盟的最新统计数据，中国约有1.1亿糖尿病患者，发病率已达11.6%。也就是说，每10个中国人中，就有一个患糖尿病。

空腹血糖（fasting blood glucose，FBG）是诊断糖代谢紊乱最常用和最重要的指标。以空腹血浆葡萄糖（fasting plasma glucose，FPG）检测较为方便，且结果也最可靠。但FBG易受肝脏功能、内分泌激素、神经因素和抗凝剂等多种因素的影响，且采用不同的检测方法时，其结果也不尽相同。

测血糖就是测量人体血液中的糖，绝大多数情况下测量的是葡萄糖。体内各组织细胞活动所需的能量大部分来自葡萄糖，所以，血糖必须维持在一定的水平才能满足体内各器官和组织的需要。血糖监测是目前诊断糖尿病的主要依据，也是判断糖尿病病情和控制程度的主要指标。

一、用物准备

血糖仪，相对应的试纸，采血针，75%乙醇，棉签。

二、实施

具体实施步骤见表12-3。

表12-3　血糖监测

操作流程	操作步骤	操作依据
部位	选择手指指腹两侧部分进行采血，避免两次在相同部位采集血样	防止皮肤感染，并减轻疼痛感
消毒	用无菌棉签蘸取适量的乙醇消毒液，以采血点为中心螺旋式消毒，待干	防止皮肤感染
安装试纸	将采血纸插入血糖仪，等待测试	
采血	将采血针扎入选好的指尖部位，根据手指皮肤厚度选择针刺深度，挤出第一滴血，用干棉签擦掉，再次挤压指尖，将试纸放在血液处，取适量血，待仪器发出“滴”的一声，表示吸入血液成功	采血结束，用干棉签按压出血部位
读数	几秒或十几秒后，血糖仪读出血糖值	

三、注意事项

1.血糖测量的时间不同，血糖也是不同的。监测血糖应该选择能代表血糖变化的空腹和进餐后的时间进行监测。

2.血糖值可以作为调整胰岛素剂量和饮食份量的依据。因此，在餐后进行血糖测量是很有必要的。

3.及时发现血糖的变化，有助于调整降糖药的用量。

4.在监测空腹血糖时，切记不可擅自停药，否则会影响监测结果。

知识链接

糖尿病的诊断标准

糖尿病症状+任意时间血浆葡萄糖水平≥11.1mmol/L（200mg/dl）；或糖尿病症状+空腹血浆葡萄糖（FPG）水平≥7.0mmol/L（126mg/dl）；或口服葡萄糖耐量试验（OGTT）中，2小时PG水平≥11.1mmol/L（200mg/dl）。

注：需再测一次，予以证实，诊断才成立。

拓展训练

通过检测，某患者的空腹血糖为6.5mmol/L。接下来，应如何处理？

临床思维训练：口服葡萄糖耐量试验。

患者有糖尿病症状，但空腹血糖未达到糖尿病标准，应进一步做口服葡萄糖耐量试验。

知识拓展

口服葡萄糖耐量试验（OGTT）的适应证

1.糖尿病症状，随机血糖或FBG异常，以及有一过性或持续性糖尿者。

2.无糖尿病症状，但有明显的糖尿病家族史。

3.有糖尿病症状，但FBG未达到诊断标准者。

4.妊娠期、甲状腺功能亢进症、肝脏疾病时出现糖尿者。

5.分娩巨大胎儿或有巨大胎儿史的妇女。

6.原因不明的肾脏疾病或视网膜病变。

任务三　眼底镜检查

导学情景

情景描述：患者，男性，50岁。因右眼视力下降1年来院就诊，既往有糖尿病病史。请行散瞳眼底检查，并记录检查结果。

学前导语：眼底检查是检查玻璃体、视网膜、脉络膜和视神经疾病的重要方法。许多全身性疾病，如高血压病、肾病、糖尿病、妊娠毒血症、结节病、某些血液病、中枢神经系统疾病等时，均会发生眼底病变，甚至会成为患者就诊的主要原因。因此，眼有“机体的橱窗”之称，检查眼底可提供重要诊断资料。在人体内，只有通过视网膜才可以实现中枢神经系统和脉管系统的可视化，视网膜检查对于筛查重要全身疾病的眼部表现至关重要。对于非眼科医师来说，直接眼底镜是视网膜检查的首选仪器。

不同制造商生产的眼底镜略有不同，但总体来说，都包含手柄、光源、视窗、一系列镜片以及光圈，熟悉其设置至关重要。通过瞳孔，即可直接看到眼内结构，眼底镜的光线透过角膜、瞳孔以及晶状体，聚焦在位于眼球内表面的视网膜上，产生直立、放大的图像。视网膜的颜色因人而异，呈现为红色、橘色以及棕色。

一、用物准备

直接眼底镜。

二、实施

具体实施步骤见表12-4。

表12-4　眼底镜检查

操作流程	操作步骤	操作依据
体位	检查宜在暗室中进行，患者多取坐位，检查者坐位或立位均可。检查右眼时，检查者位于患者的右侧，用右手持镜，右眼观察；检查左眼时，则位于患者左侧，左手持镜，用左眼观察	①可让患者瞳孔尽可能地散大，提高眼底视觉对比度 ②避免与患者鼻对鼻
检查眼的屈光间质	用手指将眼底镜盘拨到+8～+10（黑色）屈光度处，距受检眼10～20cm，将眼底镜光线射入受检眼的瞳孔，正常时呈橘红色反光	如角膜、房水、晶状体或玻璃体混浊，则在橘红反光中见有黑影。此时令患者转动眼球，如黑影与眼球的转动方向一致，则混浊位于晶状体前方；如方向相反，则位于玻璃体；如位置不动，则混浊在晶状体

续表

操作流程	操作步骤	操作依据
检查眼底	嘱患者向正前方直视，将镜盘拨回到“0”，同时将眼底镜移近到受检眼前约2cm处观察眼底。检查时，先查视神经乳头，再按视网膜动静脉分支，分别检查各象限，最后检查黄斑部	检查视神经乳头时，光线自颞侧约15°处射入；检查黄斑时，嘱患者注视眼底镜光源；检查眼底周边部时，嘱患者向上、下、左、右各方向注视、转动眼球，或改变眼底镜角度
眼底检查	以视神经乳头，视网膜中央动静脉行径，黄斑部为标志，标明病变部与这些标志的位置距离和方向关系。距离和范围大小一般以视神经乳头直径PD（1PD=1.5mm）为标准进行计算。记录病变隆起或凹陷程度，是以看清病变区周围视网膜面与看清病变隆起最高处或凹陷最低处的屈光度（D）差来计算，每差3个屈光度（3D）等于1mm	

三、注意事项

1.检查眼底时，虽经拨动任何一个镜盘，仍不能看清眼底，也说明眼的屈光间质有混浊，需进一步做裂隙灯检查。

2.对小儿或瞳孔过小不易窥入时，常须散瞳观察，散瞳前必须排除青光眼。

四、适应证

1.糖尿病、高血压以及动脉粥样硬化等全身疾病的患者。

2.艾滋病患者。

3.颅内压增高。

4.视网膜血管阻塞和视网膜脱离。

5.突然视力丧失以及视力改变等眼科急症。

知识链接

眼底镜检查

眼底镜检查要观察如下内容。

1.视神经乳头　观察其形状、大小、色泽以及边缘是否清晰。

2.视网膜动、静脉　注意血管的粗细、行径、管壁反光、分支角度以及动、静脉交叉处有无压迫或拱桥现象，正常动脉与静脉管径之比为2∶3。

3.黄斑部　注意其大小，中央凹反射是否存在，有无水肿、出血、渗出及色素紊乱等。

4.视网膜　注意有无水肿、渗出、出血、剥离及新生血管等。

知识拓展

眼底镜

眼底镜于1851年由德国科学家赫尔曼·冯·亥姆霍兹发明。在此之前，医生只能用放大镜检查眼睛。借助这种新器械，医生可以看清眼球后视网膜上的血管以及视神经（在眼睛和大脑之间传送信息）。这是人体中唯一不需要切开就能够看到血管和神经的地方。

初学者先观察散瞳后的眼底会比较容易。比较简单的练习方法为：用眼底镜看自己的掌纹；或找个墨水盒，钻个小孔，底面写几个字，用眼底镜观察盒底的字。

终篇——提升篇

技能测试

1.静脉穿刺术

考试时间：10分钟

题目：李先生，56岁。因急性阑尾炎准备手术治疗，术前需行血常规，肝、肾功能，凝血功能等检查。
要求：请为患者行四肢浅静脉穿刺采血。

评分标准	共100分
一、操作前准备（10分）	
1.告知患者操作的目的并取得患者配合。	2.5分
2.戴帽子、口罩（头发、鼻孔不外露），洗手（口述）。	2.5分
3.局部肢体放置妥当，暴露采血部位。	5分
二、静脉穿刺操作过程（70分）	
1.在采血部位近心端用止血带绕扎肢体。	10分
2.用消毒棉球在静脉穿刺区域由内向外消毒2～3遍。	10分
3.用左手固定好肢体及穿刺部位。	5分
4.嘱患者握拳，左手绷紧静脉远端皮肤，右手持注射器，在预定穿刺点穿刺，穿刺针向静脉近心端与皮肤成20°角刺入。	10分
5.抽出暗红色血液。	5分
6.抽取需用量血液。	5分
7.左手放松止血带。	7.5分
8.迅速拔出穿刺针，压迫穿刺点止血。	10分
9.静脉血注入标本管送检。	5分
10.操作结束后告知患者及家属相关注意事项。	2.5分
三、提问（10分）	
1.股静脉穿刺时，如果抽出鲜红色血液，说明什么？如何处理？	
答：穿刺到动脉，应立即拔出穿刺针，并压迫穿刺点5分钟以止血。	5分
2.股静脉穿刺时，为什么建议斜行穿刺？	
答：为了减少穿刺后局部渗血。	5分
四、职业素质（10分）	
1.操作前告知患者静脉穿刺的目的，操作时注意无菌观念。	5分
2.着装整洁，仪表端庄，认真细致，表现出良好的职业素质。	5分

2.吸氧术

考试时间：10分钟

题目：张女士，64岁。因咳嗽、咳痰10年，胸闷、气急1天入院。诊断为慢性阻塞性肺病，Ⅰ型呼吸衰竭。王女士目前胸闷明显，需要吸氧治疗。

要求：请为患者行单侧鼻导管吸氧。

评分标准	共100分
一、操作准备（30分）	
1.将治疗盘置于床旁，向患者解释吸氧目的。	7.5分
2.戴帽子、口罩（头发、鼻孔不外露）；洗手（口述）。	7.5分
3.用手电筒检查患者鼻腔，用湿棉签清洁两侧鼻孔。	7.5分
4.查看氧气表，确定氧气瓶内的氧气量。	7.5分
二、吸氧操作过程（50分）	
1.先安装氧气表，并检查是否漏气，然后连接湿化瓶，连接吸氧管至湿化瓶，调节氧流量，看到湿化瓶中有气体溢出。	10分
2.将鼻导管插入水杯，检查导管是否通畅，并湿润鼻导管前端。	10分
3.将鼻导管轻轻插入一侧鼻孔，其深度为鼻尖至外耳道口或耳垂距离的2/3。	10分
4.用胶布将鼻导管固定于鼻翼和面颊部，清洁患者面部。	10分
5.观察吸氧情况，视病情调节氧流量。	5分
6.记录给氧开始时间、氧流量。	5分
三、提问（10分）	
1.为什么大手术之后常给予吸氧？	
答：麻醉及疼痛容易造成呼吸幅度受限，导致患者缺氧。	5分
2.停止吸氧时，先取下鼻导管，再关流量表，对吗？为什么？	
答：对，这样可以避免由于关闭流量表操作不当而造成患者的不适。	5分
四、职业素质（10分）	
1.操作中动作规范，体现爱护患者的意识，操作结束后能告知患者相关注意事项，能体现对患者的关爱。	5分
2.着装整洁，仪表端庄，举止大方，语言文明，认真细致，表现出良好的职业素质。	5分

3.吸痰术　　考试时间：10分钟

题目：刘女士，68岁。咳嗽、咳痰、气喘、发热5天，痰黏稠不易咳出，呼吸困难加重2小时。现需要吸痰处理。

要求：请为患者行吸痰术。

评分标准	100分
一、操作前准备（20分）	
1.戴帽子、口罩（头发、鼻孔不外露）和手套，铺治疗巾。	2.5分
2.告知患者操作的目的，取得患者的配合。	5分
3.将治疗盘放置于床旁，患者取半卧位或仰卧位。	10分
4.吸痰器接通电源，检查吸引器性能是否良好、吸引管是否通畅，调节负压在40～53.3kPa（300～400mmHg）。	2.5分
二、吸痰操作过程（60分）	
1.连接吸痰管，试吸少量生理盐水确定其通畅并湿润导管。	5分
2.一手反折吸痰管末端（使用控制侧孔装置的，打开侧孔），另一手持其前端，向口腔插入吸痰管至咽喉部。	10分
3.松开吸痰管末端反折（使用控制侧孔装置的，按压侧孔），吸尽口腔和咽喉部的分泌物。	10分
4.更换吸痰管，进行气管深部吸痰。	5分
5.一手反折吸痰管末端，另一手持其前端，在无负压的状态下经一侧鼻孔在患者吸气时插至气管深部。	10分
6.吸痰时以轻巧的动作左右旋转、上下提插，以便吸尽气管内痰液。	5分
7.吸痰后抽吸生理盐水冲洗管道，关闭吸引器开关。	5分
8.处理吸痰管，脱手套，整理操作器械。	5分
9.操作结束后能告知患者相关注意事项。	5分
三、提问（10分）	
1.吸痰时，为什么口咽部吸痰后要更换吸痰管后再行气道深部吸痰？	
答：为了避免口腔细菌污染深部气道。	5分
2.年轻患者受凉后咳嗽、痰多，是否需要吸痰以辅助治疗？为什么？	
答：不需要（2.5分）。患者可以通过咳嗽自主咳痰。吸痰只是针对一些呼吸机能不全而且自己不能咳出分泌物的患者（2.5分）。	5分
四、职业素质（10分）	
1.操作前能以和蔼的态度告知患者操作的目的，取得患者的配合，操作中无菌观念强，动作规范，体现爱护患者的意识。操作结束后能告知患者相关注意事项。	5分
2.着装整洁，仪表端庄，举止大方，语言文明，认真细致，表现出良好的职业素质。	5分

4.胃管置入术　　考试时间：10分钟

题目：顾先生，42岁。因口腔手术，目前需要插胃管。

要求：请为患者插胃管并打流食。

评分标准	共100分
一、操作前准备（20分）	
1.戴帽子、口罩（头发、鼻孔不外露），洗手（口述）。	2.5分
2.物品准备：一次性胃管包，盛水的治疗碗、棉签、弯盘、别针、听诊器、胶布等。	5分
3.告知患者操作的目的并取得患者的配合。	2.5分
4.协助患者取半卧位，戴手套，铺治疗巾，置弯盘于患者口角旁。	5分
5.检查患者鼻腔，用湿棉签清洁鼻孔。	5分
二、插胃管操作过程（60分）	
1.取出胃管，测量需要插入的长度（或看清刻度）。	5分
2.用石蜡油涂抹需要插入的胃管部分。	5分
3.插入14～16cm（咽喉部）时，嘱患者做吞咽动作，并在吞咽时顺势将胃管向前推进，直至预定长度（45～55cm）。	10分
4.检查胃管是否盘曲在口中。	10分
5.确定胃管是否在胃腔内（采取一种方法即可）。	10分
6.确定胃管在胃内后，擦去口鼻处分泌物，脱手套。	5分
7.用胶布将胃管固定于鼻翼及面颊部。	5分
8.打流食（按温水、流食、温水的顺序）。	5分
9.用别针将胃管固定于衣领处，清洁患者面部，撤去治疗巾。	2.5分
10.操作结束后告知患者相关注意事项。	2.5分
三、提问（10分）	
1.昏迷的患者插胃管时，如何调整患者头位以配合操作？	
答：先使患者头部后仰，当胃管插入会厌部（约15cm）时，左手托起患者头部，使其下颌靠近胸骨柄，这样可加大咽部通道的弧度，使胃管沿后壁滑行插入。	5分
2.流食温度一般为多少？	
答：38~40℃。	5分
四、职业素质（10分）	
1.操作前能告知患者操作的目的，操作中无菌观念强。	5分
2.着装整洁，仪表端庄，认真细致，表现出良好的职业素养。	5分

5.导尿术

考试时间：10分钟

题目：吴先生，75岁。排尿困难1年，夜间小便多，症状渐加重。近5小时感下腹疼痛，尿意强但排不出尿。到急诊诊治。

要求：请用Foley导管为患者留置导尿。

评分标准	共100分
一、操作前准备（15分）	
1.告知患者及家属留置导尿的目的并取得患者配合。	2.5分
2.嘱患者取仰卧位，臀下垫中单。	2.5分
3.戴帽子、口罩（头发、鼻孔不外露）；洗手（口述），戴手套。	5分
4.清洗患者阴茎及阴囊，需翻开包皮清洗。	5分
二、留置导尿操作过程（65分）	
1.用消毒棉球自尿道口向外旋转擦拭，消毒至阴茎根部及其周围，消毒2～3遍。	10分
2.更换无菌手套。	2.5分
3.铺孔巾，仅暴露阴茎。	5分
4.用注射器检查导尿管气囊是否漏气。	5分
5.用无菌润滑油涂抹导尿管。	5分
6.导尿管末端用血管钳夹闭，置于消毒弯盘中。	5分
7.用无菌纱布裹住阴茎并提起，用消毒棉球再次擦拭尿道。	5分
8.右手持镊子将导尿管慢慢插入尿道15～20cm，松开血管钳，见尿液流出。	5分
9.将导尿管再插入7～10cm，保证球囊完整进入膀胱。	10分
10.经导尿管侧管注入生理盐水15～20ml于球囊内。	5分
11.缓慢向外牵引导尿管至遇到阻力时为止，导尿管末端接引流袋。	5分
12.操作结束后告知患者及家属相关注意事项。	2.5分
三、提问（10分）	
1.男性导尿时，为什么要将阴茎提起？	
答：为了减少后尿道弯曲弧度，便于导尿管插入。	5分
2.长期留置导尿的患者，如何训练保持膀胱的功能？	
答：应间歇夹闭导尿管，每3～4小时开放一次，保持膀胱充盈，训练膀胱功能。	5分
四、职业素质（10分）	
1.操作前能以和蔼的态度告知患者留置导尿的目的，以便取得患者配合。操作时注意无菌观念，动作规范，体现爱护患者的意识。操作结束后告知患者相关注意事项。	5分
2.着装整洁，仪表端庄，举止大方，语言文明，认真细致，表现出良好的职业素质。	5分

6.简易呼吸器的使用 考试时间：10分钟

题目：王先生，60岁。跑步过程中突发胸闷、晕厥，急救医师和救护车到达现场。查体：无自主呼吸，可听到规律心跳。

要求：请用简易呼吸器配合氧气装置为患者行辅助呼吸。

评分标准	共100分
一、操作前准备（15分）	
1.将呼吸囊连接面罩。	5分
2.将呼吸囊连接输氧管，氧流量为8～10L/min。	10分
二、简易呼吸器操作过程（65分）	
1.患者取仰卧位，考生位于患者头顶侧。	10分
2.清除口、鼻腔的分泌物及异物，保持呼吸道通畅。	5分
3.托起患者下颌，使头后仰。	10分
4.将面罩扣在口鼻处。	7.5分
5.一手以“EC”手法（拇指和食指按压面罩，其余三指提起下颌）固定面罩，另一手有规律地捏放呼吸囊。	15分
6.每次送气500～600ml，捏放呼吸囊的频率为每分钟10次。	10分
7.随捏放呼吸囊观察胸廓起伏情况。	5分
8.操作结束后向患者家属告知抢救结果及注意事项。	2.5分
三、提问（10分）	
1.简易呼吸器呼吸囊挤压的频率是10次/分，有气胸的患者是否应适当加快？为什么？	
答：不正确。气胸是使用简易呼吸器的禁忌证。	5分
2.急救时应用简易呼吸器，看到患者有自主呼吸后，是否随即停止？为什么？	
答：不应马上停止，此时尚未达到有效的正常供氧。	5分
四、职业素质（10分）	
1.操作中动作规范，体现爱护患者的意识。	5分
2.着装整洁，仪表端庄，举止大方，语言文明，认真细致，表现出良好的职业素质。	5分

7.心肺复苏术

考试时间：5分钟

题目：郝先生，60岁。跑步过程中突然倒地，呼之不应，颈动脉搏动消失。

要求：请立即行单人徒手CPR。

评分标准	共100分
一、操作前准备（10分）	
患者仰卧于平地。	10分
二、心肺复苏操作过程（70分）	
1.考生跪在患者身体右侧。两手掌根部重叠置于胸骨中、下1/3交界处，手指抬起不触及胸壁。	10分
2.考生肘关节伸直，借助身体重力垂直向下按压，按压力度使胸骨下陷5～6cm，立刻放松，按压和放松的时间一致，放松时手掌不离开按压部位。按压频率为100～120次/分。	10分
3.清除口、鼻腔的分泌物、异物等，保持呼吸道通畅。	5分
4.右手抬起患者下颌，使其头部后仰，左手按压患者前额以保持其头部后仰位置，使患者下颌和耳垂的连线与地面垂直，右手将患者的下颌向上提起，左手以拇指和食指捏紧患者的鼻孔。	7.5分
5.考生吸气后，将口唇紧贴患者口唇，把患者口部完全包住，深而快地向患者口内吹气，应持续1秒钟，直至患者胸廓向上抬起。吹气量为每次500～600ml。	10分
6.使患者的口张开，并松开捏鼻的手指，观察胸部恢复状况，再进行下一次人工呼吸。	5分
7.每胸外按压30次，进行2次人工呼吸。	10分
8.完成5个循环。	5分
9.判断复苏效果（观察颈动脉搏动、瞳孔对光反射、意识、自主呼吸、皮肤颜色5个指标中的任何2个即可）。	5分
10.操作结束后，根据病情向患者家属告知急救结果以及下一步处理意见。	2.5分
三、提问（10分）	
1.为什么胸外心脏按压不能过轻？	
答：胸外心脏按压过轻，则不能起到按压心脏的效果。	5分
2.人工呼吸时，患者取什么头位时呼吸道最通畅？	
答：头部后仰，下颌向上提起，下颌和耳垂的连线与地面垂直。	5分
四、职业素质（10分）	
1.操作时动作迅速、准确，不慌乱，操作结束后向患者家属告知急救结果以及下一步处理意见。	5分
2.着装整洁，仪表端庄，举止大方，语言文明，认真细致，表现出良好的职业素质。	5分

8.脊髓损伤的搬运

考试时间：10分钟

题目：翟先生，40岁。不慎从楼梯上摔落，腰背部疼痛，双下肢感觉障碍，急需送医就诊。

要求：请组织人员将患者搬运并固定在担架上。

评分标准	共100分
一、操作前准备（15分）	
1.检查患者生命体征（口述）。	5分
2.告知患者搬运、固定的目的，并取得患者的配合，缓解其焦虑、紧张情绪。	2.5分
3. 现场选择搬运用具：准备硬质担架。	7.5分
二、搬运、固定操作过程（65分）	
1.三人（或四人）站在患者同一侧。	2.5分
2.另一人站在患者头端，托扶患者头颈部，并沿躯干纵轴向上方略加牵引。	10分
3.施以平托法将患者平稳移到担架上。	15分
4.搬运时考生主动指挥，数人同时用力。	5分
5.搬运时保持患者脊柱伸直位（不能屈曲或扭转）。	10分
6.固定：用带子将患者固定在担架上（一般用4条带子：胸、肱骨水平，腰、前臂水平，大腿水平，小腿水平，各用1条带子将患者绑在担架上）。	10分
7.将沙袋或衣物等置于颈部两侧以固定头颈部。	10分
8.固定结束后告知患者相关注意事项。	2.5分
三、提问（10分）	
1.搬运脊柱损伤患者时，为什么要三人双手平托并同时用力？	
答：脊柱损伤的患者，在搬运过程中不能使脊柱弯曲和扭动。	5分
2.搬运颈椎损伤患者时，为什么要专人托扶患者头部并向外牵引？	
答：为了避免加重颈椎损伤处脊髓的损伤，减轻疼痛。	5分
四、职业素质（10分）	
1.搬运前能以和蔼的态度告知患者搬运、固定的目的，取得患者的配合，缓解其焦虑、紧张情绪。搬运时动作规范，体现爱护患者的意识。固定结束后告知患者相关注意事项。	5分
2.着装整洁，仪表端庄，举止大方，语言文明，认真细致，表现出良好的职业素质。	5分

9.四肢骨折现场急救外固定 考试时间：10分钟

题目：刘先生，50岁。车祸导致右前臂损伤半小时。急救车赶赴现场，患者右前臂伤口有活动性出血。

要求：请用止血带、夹板等为患者进行止血固定处理。

评分标准	共100分
一、操作前准备（15分）	
1.在急救处理的同时，快速检测患者的主要生命体征（口述）。	5分
2.检查患肢：裸露右前臂，了解伤口及右上肢有无畸形和反常活动等情况。	5分
3.准备止血带、夹板等。	5分
二、操作过程（65分）	
1.止血带位置选择：靠近右前臂伤口近心端（或右上臂上1/3处）。	5分
2.绕扎止血带：在上止血带处置衬垫物，绕扎松紧程度以控制出血、右侧桡动脉摸不到搏动为宜。	10分
3.在标志牌上记录使用止血带的开始时间。	5分
4.充分暴露伤口，除去伤口周围污物。	5分
5.伤口创面用无菌纱布或棉垫覆盖并固定。	5分
6.夹板长度超过肘关节和腕关节。	5分
7.固定前用毛巾等软物铺垫在夹板与肢体之间。	10分
8.用绷带捆扎固定夹板，上端固定至上臂，下端固定至手掌。	10分
9.先捆扎骨折远端的夹板，依次向上捆扎，以减轻水肿，松紧度以绷带上下可移动1cm为宜。	10分
三、提问（10分）	
1.请叙述放松止血带的具体时间和方法？	
答：每间隔60分钟就松止血带1次，每次时间为1～2分钟，松开止血带之前应该用手压迫住出血动脉近心端。	5分
2.手指外伤出血，用指压法止血，最常选择哪个部位？	
答：用拇指和示指压迫患者指根部。	5分
四、职业素质（10分）	
1.操作前能以和蔼的态度告知患者操作的目的，取得患者的配合。关注患者的疼痛程度并给予适当的处理，缓解其焦虑、紧张情绪。操作时动作规范，体现爱护患者的意识。操作结束后告知患者相关注意事项。	5分
2.着装整洁，仪表端庄，举止大方，语言文明，认真细致，表现出良好的职业素质。	5分

尾声——全科医生

全科医生执行全科医疗的卫生服务，又称家庭医师或家庭医生，是健康管理服务的主要提供者。美国家庭医疗学会（AASP）对家庭医生的定义为："家庭医生（family doctor）是经过家庭医疗这种范围宽广的医学专业教育训练的医生。这些专科医生由于其背景和家庭的相互作用，最具资格服务于每一个患者，并且作为所有健康相关事务的组织者，包括适当地利用顾问医生、卫生服务以及社区资源。"全科医生具有独特的态度、技能和知识，使其具有资格向家庭的每个成员提供连续性和综合性的医疗、照顾、健康维持和预防服务。

全科医生一般是以门诊形式处理常见病、多发病及一般急症的多面手；社区全科医生工作的另一个特点是上门服务，全科医生常以家访的形式上门处理家庭中的患者，根据患者各自情况的不同，建立各自的家庭病床和各自的医疗档案。

全科医生应具备的素质及知识结构包括：综合性的知识、高尚的素质、丰富的生活经验、卓越的管理才能和执着的科学精神。

全科医生与专科医生的区别

1.各司其职 大医院不再需要处理一般常见病，而可将精力集中于疑难问题诊治和高科技研究，基层机构则应全力投入社区人群的基本医疗保健服务。

2.互补互利 全科医疗和专科医疗间建立了双向转诊以及信息共享关系与相应的网络，这些关系及其网络可保证服务对象获得最有效、方便、及时与适当的服务；同时，可以加强全科医师和专科医师在信息收集、病情监测、疾病系统管理和行为指导、新技术适宜利用、医学研究开展等各方面的积极合作，从而全面改善医疗服务质量与提高医疗服务效率。

全科医生与通科医生的区别

1.在大多数的国家，全科医生和通科医生是同时存在的。全科医生是专科医生，可以在综合性医院开业或私人开业，有较高的收入、学术地位和社会地位；而通科医生不是专科医生，只能自己开业，收入较低，学术地位和社会地位也较低。

2.我国的医学院校毕业生在确定去哪个专科医院之前都是通科医生，虽然他们也掌握了广泛的知识和技能，但他们不是全科医生。要得到全科医生资格证书，应先通过国家规定的医师资格考试，然后才能参加全科医生资格考试。

全科医疗服务宗旨与责任

专科医疗和全科医疗负责健康与疾病发展的不同阶段。专科医疗负责疾病形成以后一段时期的诊治，其宗旨是根据科学对人体生命与疾病本质的深入研究来认识与对抗疾病。当遇到现代医学无法解释或解决的问题时，专科医疗就不得不宣布放弃其对患者的责任。在这种意义上，专科医生类似于“医学科学家”，即充分体现了医学的科学性方面。由于专科医疗强调根除或治愈疾病，可将其称之为治愈医学（cure medicine）。

全科医疗负责健康时期、疾病早期乃至经专科诊疗后无法治愈的各种病患的长期照顾，其宗旨关注的中心是人而不是病，无论其服务对象有无疾病（disease，生物医学上定位的病种）或病患（illness，有症状或不适），全科医疗都要为其提供令人满意的照顾，也即它对自己的“当事人”具有不可推卸的责任。因此，全科医师类似于“医学服务者”与“管理者”，其工作遵循“照顾”的模式，其责任既涉及医学科学，又延及与这种服务相关的各个专业领域（包括医学以外的行为科学、社会学、人类学、伦理学、文学、艺术学等）；其最高价值既有科学性，又顾及服务对象的满意度，即充分体现了医学的艺术性方面。此外，随着社会进步和民众健康需求的增加，基层医疗的公平性、经济性与可及性日益显现，于是，关于经济学的考虑也成为全科医疗中重要的价值判断之一，这更体现了医学的公益性。

全科医疗服务内容与方式

专科医疗处于卫生服务的金字塔上部，其所处理的多为生物医学上的重病，往往需要动用昂贵的医疗资源，以解决少数人的疑难问题。其方式为应用各个不同专科的高新技术。全科医疗处于卫生服务的金字塔底层，处理的多为常见健康问题，其利用最多的是社区和家庭的卫生资源，以低廉的成本维护大多数民众的健康，并干预各种无法被专科医疗治愈的慢性疾患及其导致的功能性问题。这些问题往往涉及服务对象的生活方式、社会角色和健康信念。

全科医生应能胜任的工作

1.建立并使用家庭、个人健康档案。

2.社区常见病、多发病的医疗及适宜的会诊/转诊。

3.急、危、重患者的院前急救与转诊。

4.社区健康人群与高危人群的健康管理，包括疾病预防筛查与咨询。

5.社区慢病患者的系统管理。

6.根据需要，提供家庭病床及其他家庭服务。

7.社区重点人群保健（包括老人、妇女、儿童、残疾人等）。

8.人群与个人健康教育。

9.提供基本的精神卫生服务（包括初步的心理咨询与治疗）。

10.开展医疗与伤残的社区康复。

11.计划生育技术指导。

12.通过团队合作，执行家庭护理、卫生防疫、社区初级卫生保健任务等。

全科医生现状

在国外，全科医生占医生总数的30%～60%或以上，卫生业务量占一半以上，家庭医生基本都处于研究生学历以上的层次，独立执业，而且可以服务于多家医疗机构，社会地位很高。全科医生是家庭成员一辈子的健康保护神，是国家卫生服务支出的看门人，也是引导专科医疗的经济人。随着人们健康意识的提高，国内全科医生的发展也呈蒸蒸日上的趋势。据有关部门统计，我国仅城市社区卫生服务机构对全科医生的需求就有近10万人的缺口，更不要说医疗资源分布更加匮乏的农村了。随着医疗体制和人事制度的放开，包含社区卫生和专科医疗的多元化的卫生服务体系将逐步形成，全科医生也将会赢得属于他们自己的广阔的展现舞台。

2011年6月22日召开的国务院常务会议，决定建立全科医生制度。会议指出，全科医生是综合程度较高的医学人才，主要在基层承担预防保健、常见病多发病诊疗和转诊、患者康复和慢性病管理、健康管理等一体化服务，被称为居民健康的“守门人”。我国全科医生的培养和使用尚处于起步阶段，全科医生数量严重不足。建立全科医生制度，逐步形成以全科医生为主体的基层医疗卫生队伍，是医药卫生体制改革的重要内容，对于提高基层医疗卫生服务水平，缓解人民群众“看病难、看病贵”，具有重要意义。

会议要求各地区、各有关部门加强组织领导，制定和完善配套政策，认真开展试点，逐步推广，积极稳妥地推进全科医生制度建设。

全科医生的培养

2011年7月7日发布的《国务院关于建立全科医生制度的指导意见》提出，我国将把全科医生培养逐步规范为“5+3”模式，即先接受5年的临床医学（含中医学）本科教育，再接受3年的全科医生规范化培养。指导意见提出，在过渡期内，3年的全科医生规范化培养可以实行“毕业后规范化培训”和“临床医学研究生教育”两种方式，具体方式由各省（区、市）确定。

全科医生规范化培养方法和内容将逐步统一。指导意见提出，全科医生规范化培养以提高临床和公共卫生实践能力为主，在国家认定的全科医生规范化培养基地进行，实行导师制和学分制管理。参加培养人员在培养基地临床各科及公共卫生、社区实践平台逐科（平台）轮转。在临床培养基地规定的科室轮转培训时间原则上不少于2年，并另外安排一定时间在基层实践基地和专业公共卫生机构进行服务锻炼。

指导意见提出，在全科医生规范化培养阶段，参加培养人员在导师指导下可从事医学诊查、疾病调查、医学处置等临床工作和参加医院值班，并可按规定参加国家医师资格考试。注册全科医师必须经过3年全科医生规范化培养取得合格证书，并通过国家医师资格考试取得医师资格；具有5年制临床医学本科及以上学历者参加全科医生规范化培养合格后，符合国家学位要求的授予临床医学（全科方向）相应专业学位。

按照指导意见要求，临床医学本科教育要以医学基础理论和临床医学、预防医学基本知识及基本能力培养为主，同时加强全科医学理论和实践教学，着重强化医患沟通、基本药物使用、医药费用管理等方面能力的培养。从2012年起，新招收的临床医学专业学位研究生（全科方向）要按照全科医生规范化培养的要求进行培养；要适应全科医生岗位需求，进一步加强临床医学研究生培养能力建设，逐步扩大全科方向的临床医学专业学位研究生招生规模。

参考文献

[1] 王哲，孙莉. 临床护理技术指导流程一本通[M]. 2版. 北京：中国医药科技出版社，2022.
[2] 葛均波，徐永健，王辰. 内科学[M]. 9版. 北京：人民卫生出版社，2018.
[3] 陈孝平，汪建平，赵继宗. 外科学[M]. 9版. 北京：人民卫生出版社，2018.
[4] 李粹，杨春燕. 临床实践技能学[M]. 北京：中国医药科技出版社，2019.
[5] 沈洪，刘中民. 急诊与灾难医学[M]. 3版. 北京：人民卫生出版社，2018.
[6] 周建军，顾润国. 临床医学实践技能[M]. 2版. 北京：人民卫生出版社，2020.